智慧医院建设丛书

胸部肿瘤门诊复诊标准数据集
（2023 版）

主　　编　侯旭敏　袁骏毅　彭　红
名誉主编　潘常青　何　萍
组织编写　上海市胸科医院
上海申康医院发展中心医联工程与信息化部

上海科学技术出版社

图书在版编目（CIP）数据

胸部肿瘤门诊复诊标准数据集：2023版 / 侯旭敏，袁骏毅，彭红主编. -- 上海：上海科学技术出版社，2024.1
（智慧医院建设丛书）
ISBN 978-7-5478-6315-2

Ⅰ. ①胸… Ⅱ. ①侯… ②袁… ③彭… Ⅲ. ①胸腔疾病－肿瘤－标准－数据集 Ⅳ. ①R734-65

中国国家版本馆CIP数据核字(2023)第178491号

胸部肿瘤门诊复诊标准数据集(2023版)
主　编　侯旭敏　袁骏毅　彭　红
名誉主编　潘常青　何　萍
组织编写　上海市胸科医院
　　　　　上海申康医院发展中心医联工程与信息化部

上海世纪出版(集团)有限公司
上海科学技术出版社 出版、发行
(上海市闵行区号景路159弄A座9F-10F)
邮政编码 201101　www.sstp.cn

开本 787×1092　1/16　印张 6
字数 110千字
2024年1月第1版　2024年1月第1次印刷
ISBN 978-7-5478-6315-2/R·2833

内容提要

面对胸部肿瘤患者术后随访时存在的复诊困难、效率低等问题，在上海申康医院发展中心医联工程与信息化部指导下，上海市胸科医院联合上海多家医院医疗信息领域的专家、学者，围绕智慧复诊场景，以上海市胸科医院胸部肿瘤门诊复诊的流程管理实践为基础，参考国家行业相关标准编写了本书。本数据集共8个模块，下设23个子模块，包含1 083个数据元，以由编号、子模块名称、字段名称、定义等组成的8栏表呈现，可为各单位建立以胸部肿瘤门诊复诊就医路径为基础的标准数据集，以及支撑门诊智慧复诊场景的业务和信息共享系统提供参考。

编　委　会

主　　编　侯旭敏　袁骏毅　彭　红

名誉主编　潘常青　何　萍

副 主 编　戴锦杰　宓林晖

编　　委　（按姓氏拼音排序）

曹　波　岑星星　陈　璨　陈　慧　陈　烨　成月佳　侯　晋　金永春
邱　宏　沈颖洁　王　凯　王天鹰　许亮业　尤丽珏　俞惠丽　郑　悦

组织编写　上海市胸科医院
上海申康医院发展中心医联工程与信息化部

前　　言

门诊复诊是胸部肿瘤患者术后随访的主要方式，也是医生掌握患者疾病发展情况的重要手段。随着医院门诊量逐年增加，异地复诊患者占比也不断攀升，已成为门诊人群中最大的就诊群体。以上海市胸科医院为例，2016 年至 2020 年间，每年复诊门诊量均值达 34.4 万人次，占总门诊量的 54.9%；其中，异地患者约占 64%，并以每年增加 15%的速度递增。胸部肿瘤常规复诊流程共包含“门诊预约、CT 开单、检查预约、CT 检查、专家预约、专家诊治”6 个环节，患者需进行多次预约、排队缴费，平均需 3～5 天，不仅耗时费力，还对门诊正常就诊秩序产生了影响。此外，复诊患者病情相对稳定，且多数患者需完善检查后才能就诊，如果大量占用专家资源为其开具检查单，会造成诊疗效率低下、资源错位和浪费。

为了解决胸部肿瘤门诊复诊患者的就医困难，同时响应长三角医疗服务一体化号召，上海市胸科医院与无锡市人民医院、浙江大学医学院附属第二医院等多家医院建立合作模式，借助大数据、人工智能等数字化手段，围绕“问题导向，跨前服务，优化流程，技术加持”的医疗服务方针，对原有复诊流程的痛点进行梳理，推出了以“一天内完成检查及就诊”为目标的“复诊一日通”胸部肿瘤门诊复诊流程(图 1)，切实改善了患者的就医体验。患者可通过“掌上医院”入口在当地合作医院提前完成复诊检查及专家门诊的预约工作，来院当天即可完成“检查＋面诊”的全部流程，实现异地患者复诊“不过夜”。

经过两年的实践，上海市胸科医院牵头，联合复旦大学附属华东医院、上海交通大学医学院附属上海儿童医学中心、上海市精神卫生中心、上海市公共卫生临床中心的多位医疗信息领域专家、学者，共同编写了本书。这是我们在智慧医院建设中的首次尝试，因胸部肿瘤门诊复诊管理平台推出、应用时间不长，本书中的内容难免会出现错漏，未来将依据实际应用情况、临床工作人员和患者的反馈，不断对发现的错漏进行修订，使其更加完善。希望本书可以助力我国医院的智慧复诊数据库建设，并欢迎各位读者对本数据集提出宝贵意见。

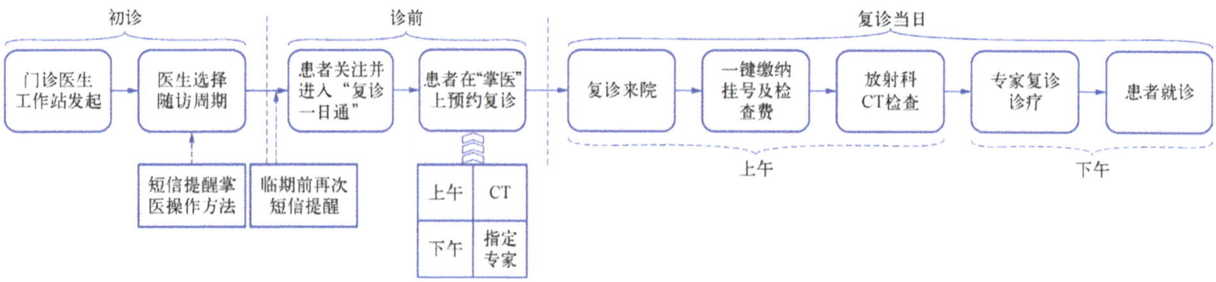

图 1　胸部肿瘤门诊复诊流程

侯旭敏

2023 年 4 月 24 日

专业标准数据集说明

《胸部肿瘤门诊复诊标准数据集（2023 版）》参考现行国家、行业及国际数据集标准，以及互联互通评审共享文档要求，由上海市胸科医院牵头，联合复旦大学附属华东医院、上海交通大学医学院附属上海儿童医学中心、上海市精神卫生中心、上海市公共卫生临床中心的多位医疗信息领域专家、学者，在上海申康医院发展中心医联工程与信息化部指导下共同制定。

■ 数据模块与子模块展示

1. 字典信息	2. 患者人口学信息	3. 病历信息	4. 挂号信息
● 科室编码信息子集 ● 职工编码信息子集 ● 诊断信息子集 ● 临床收费项目信息子集 ● 收费小项目信息子集	● 患者人口学信息子集	● 病历信息子集	● 挂号预约信息子集 ● 挂号账单信息子集

5. 胸部肿瘤门诊复诊信息	6. 门诊处方信息	7. 检查信息	8. 检验信息
● 胸部肿瘤门诊复诊申请单记录信息子集 ● 胸部肿瘤门诊复诊患者随访方案信息子集 ● 胸部肿瘤门诊复诊患者随访登记信息子集	● 门诊申请单信息子集 ● 门诊处方信息子集 ● 处方明细信息子集 ● 划价处方信息子集 ● 患者结算信息子集	● 医技预约信息子集 ● 医技图像信息子集（超声、放射）	● 医技检验医嘱下载信息子集 ● 医技检验项目信息子集 ● 医技检验主记录信息子集 ● 医技检验预约主记录信息子集

■ 体例说明

本数据集共 8 个模块，23 个子模块，1 085 个数据元。对部分术语解释如下。

1. 数据元

数据元是可以标识的数据集合，是通过一系列属性描述的数据单元，在特定条件下可被认为是不可再分的最小数据单位。此数据集中的数据元由“编号、模块名称、子模块名称、字段名称、定义、自定义标识符、数据类型、数据长度、值域”构成。其中，根据数据库情况自定义“自定义标识符”的名称。因版面限制，模块名称只在该模块首页出现一次。

2. 数据类型、数据长度

参考国家卫生行业标准《WS 363－2011 卫生信息数据元目录》中规定的数据类型、数据长度，并以其作为主要标准。具体来说，数据类型描述规则见表 1；数据长度由数据表示格式和数据长度描述两部分组成，数据表示格式规则见表 2，数据长度描述规则见表 3。

表 1　数据类型规则

表示符	数据类型	描　述
BY	二进制(binary)	图像、音频、视频等二进制流文件格式
D	日期型(date)	采用 YYYYMMDD 格式表示，其中 YYYY 表示年份，MM 表示月份，DD 表示日期
DT	日期时间型(datetime)	采用 YYYYMMDDThhmmss 格式表示，其中 hh 表示小时，mm 表示分钟，ss 表示秒
N	数值型(number)	以 0～9 数字形式表示
S1	字符型(string)	通过字符形式表达不可枚举的值的类型，可包含字母字符(a～z，A～Z)、数字字符等

表 2　数据表示格式规则

字　符	含　　义
AN	字母或(和)数字字符
D8	采用 YYYYMMDD 的格式表示，其中，“YYYY”表示年份，“MM”表示月份，“DD”表示日期
DT15	采用 YYYYMMDDThhmmss 的格式表示，字符 T 作为时间的标志符，说明日的时间表示的开始；其余字符表示同上文
N	数字字符

表 3　数据长度描述规则

类　别	表　示　方　法
固定长度	在数据类型表示符后直接给出字符长度的数目，如 AN1
可变长度	可变长度不超过定义的最大字符数 在数据类型表示符后加“..”，再给出数据元最大字符数目，如 AN..10
有小数位	按固定长度或可变长度的规定给出字符长度数后，在“,”后给出小数位数，字符长度数包含整数位数、小数点位数和小数位数，如 N..19,4

3. 值域

参考国家卫生行业标准《WS 364－2011 卫生信息数据元值域代码》的值域，以其作为主要标准，本数据集包含以下两种值域。

(1) 可枚举值域：由允许值列表规定的值域，每个允许值的值和值含义均应成对表示，在“数据元允许值”属性中直接列举。

(2) 不可枚举值域：由描述规定的值域，在“数据元允许值”属性中须准确描述该值域的允许值，如“格式：yyyyMMdd”。

4. 内容层级关系说明

“1. 字典信息”“2. 患者人口学信息”……，其中，“1”“2”……为模块编号。

数据元编号“1.1”“1.2”……“2.1”“2.2”……，前一位数字代表其在8个模块中的位置，后一位数字代表该模块下该数据元的顺序，如“1.1”为第一个模块的第一个数据元。每个数据元在本数据集有唯一的编号。如“2.10”的字段名称为“出生年月”，该数据元是“2. 患者人口学信息”模块内第十个数据元。

■ 数据集使用授权

使用《胸部肿瘤门诊复诊标准数据集(2023版)》及其更新版，须经上海市胸科医院同意及授权。

目　录

1

字典信息

编号	子模块名称	字段名称	定　义	自定义标识符	数据类型	数据长度	值　域
1.1	科室编码信息	科室编码	患者就诊的科室在特定编码体系中的代码	id	S1	AN..6	
1.2	科室编码信息	科室名称	患者在医疗机构就诊的科室名称	name	S1	AN..32	
1.3	科室编码信息	医院代码	《医疗机构执业许可证》中登记的,按照特定编码体系填写的代码	yydm	S1	AN..2	
1.4	科室编码信息	医保科室编码	患者就诊的科室在医保备案的特定编码体系中的代码	ybks_id	S1	AN..6	
1.5	科室编码信息	医保科室名称	患者就诊的科室在医保备案的特定编码体系中的名称	ybks_mc	S1	AN..32	
1.6	科室编码信息	科室类别	医院按照院内规则自定义的科室分类类别	kslb	N	N..3	0,临床科室;1,医技科室;2,药剂科室;3,机关科室;4,其他科室

续　表

编号	子模块名称	字段名称	定　　义	自定义标识符	数据类型	数据长度	值　　域
1.7	科室编码信息	主任医师数	院内就诊指定科室对应拥有的主任医师数	zryss	N	N..10	
1.8	科室编码信息	住院医师数	院内就诊指定科室对应拥有的住院医师数	zyyss	N	N..10	
1.9	科室编码信息	主治医师数	院内就诊指定科室对应拥有的主治医师数	zzyss	N	N..10	
1.10	科室编码信息	护士数	院内就诊指定科室对应拥有的护士数	hss	N	N..10	
1.11	科室编码信息	备注	院内就诊科室信息备注	memo	S1	AN..24	
1.12	科室编码信息	专科标志	院内就诊科室是否有专科标志	zkbz	N	N..3	0,普通;1,专科
1.13	科室编码信息	挂号类别	院内就诊科室所属的门诊挂号类别	ghbrlx	S1	AN..255	
1.14	科室编码信息	操作人员	科室信息维护数据的操作人员	czry	S1	AN..6	
1.15	职工编码信息	职工编码	医院自定义的职工编码	id	S1	AN..6	
1.16	职工编码信息	职工姓名	职工名称	name	S1	AN..64	
1.17	职工编码信息	性别	性别	sex	S1	AN..4	
1.18	职工编码信息	出生年月	出生年月	birth	S1	AN..8	
1.19	职工编码信息	婚姻状况	婚姻状况	hyzk	N	N..3	0,未婚;1,已婚;2,离独;3,丧偶

注：离独,离婚后独居生活。

续 表

编号	子模块名称	字段名称	定　义	自定义标识符	数据类型	数据长度	值　域
1.20	职工编码信息	身份证号	身份证号	sfzh	S1	AN..255	
1.21	职工编码信息	科室编码	职工对应的科室代码	ks_id	S1	AN..6	
1.22	职工编码信息	科室名称	职工对应的科室名称	ks_mc	S1	AN..32	
1.23	职工编码信息	病区编码	职工对应的病区代码	bq_id	S1	AN..6	
1.24	职工编码信息	病区名称	职工对应的病区名称	bq_mc	S1	AN..32	
1.25	职工编码信息	职工类别	职工按医院工作岗位划分的类别	zglb	N	N..3	0,普通医生;1,专家医生;2,护士;3,麻醉师;4,其他;5,进修医师;6,规培医师;7,研究生
1.26	职工编码信息	职称编码	职工对应的职称的编码	zc_id	S1	AN..2	
1.27	职工编码信息	职称名称	职工对应的职称的名称	zc_mc	S1	AN..32	
1.28	职工编码信息	是否有处方权	职工是否有处方权	cfbz	N	N..3	0,无;1,有
1.29	职工编码信息	是否有麻醉处方权	职工是否有麻醉处方权	mzcfbz	N	N..3	0无;1,有
1.30	职工编码信息	挂号费代码	职工对应的挂号费代码	ghf	S1	AN..12	
1.31	职工编码信息	特殊挂号费	职工对应的特殊挂号费	ghf1	S1	AN..12	
1.32	职工编码信息	诊疗费代码	职工对应的诊疗费代码	zlf	S1	AN..12	
1.33	职工编码信息	限号数	职工对应的限号数	xhs	N	N..10	
1.34	职工编码信息	处方章号	职工个人的处方章号	cfzh	S1	AN..6	

续 表

编号	子模块名称	字段名称	定 义	自定义标识符	数据类型	数据长度	值 域
1.35	职工编码信息	备注	职工相关信息的备注	memo	S1	AN..24	
1.36	职工编码信息	移动电话号码	移动电话号码	ydhm	S1	AN..32	
1.37	职工编码信息	手术职称编码	医生的手术职称编码	sszc_id	S1	AN..2	
1.38	职工编码信息	手术职称名称	医生的手术职称名称	sszc_mc	S1	AN..32	
1.39	职工编码信息	中心医师代码	医生职业资格证书编码	zxysdm	S1	AN..255	
1.40	职工编码信息	是否质控护士	该职工是否为质控护士	iszkhs	N	N..3	0,否;1,是
1.41	职工编码信息	电子印章图片	医生的电子印章图片	dzyzimage	BY	AN..2147483647	
1.42	职工编码信息	行政科室编码	医生所属的行政科室编码	xzks_id	S1	AN..6	
1.43	职工编码信息	是否预约	是否需要门诊预约	sfyy	N	N..3	0,不预约;1,预约
1.44	职工编码信息	优先权	职工是否开启就诊优先权	yxj	N	N..10	
1.45	职工编码信息	医院代码	《医疗机构执业许可证》中登记的,按照特定编码体系填写的代码	yydm	S1	AN..12	
1.46	职工编码信息	抗生素处方权	医生是否有抗生素处方权	kssfq	N	N..3	0,无权;1,有权
1.47	职工编码信息	中医资质	医生是否有中医资质	zyzz	N	N..3	0,否;1,是
1.48	职工编码信息	证件类型	医生证件类型	zjlx	N	N..3	

续 表

编号	子模块名称	字段名称	定　义	自定义标识符	数据类型	数据长度	值　域
1.49	职工编码信息	是否能开手术医嘱	医生是否具备开手术医嘱资质	ssyzqx	N	N..5	0,否;1,是
1.50	职工编码信息	照片	职工照片	photo	BY	AN..2147483647	
1.51	诊断信息	诊断名称	国际疾病分类的名称	name	S1	AN..64	
1.52	诊断信息	ICD9	国际疾病分类 ICD9 编码	icd9	S1	AN..20	
1.53	诊断信息	ICD10	疾病和有关健康问题的国际统计分类 ICD10 编码	icd10	S1	AN..20	
1.54	诊断信息	医保诊断代码	医保发布的诊断代码	ybzddm	S1	AN..20	
1.55	诊断信息	医保诊断名称	医保发布的诊断名称	ybzdmc	S1	AN..256	
1.56	诊断信息	记录状态	诊断记录是否启用	jlzt	N	N..3	0,使用;1,停用
1.57	诊断信息	诊断使用范围	诊断使用范围	sybz	N	N..3	0,门诊;1,住院;2,通用
1.58	诊断信息	备注	诊断相关信息备注	memo	S1	AN..24	
1.59	诊断信息	特殊诊断标志	是否有特殊诊断标志	tsbzdm	S1	AN..20	0,非特殊诊断;1,特殊诊断
1.60	诊断信息	农保诊断代码	诊断在国家农保目录内的诊断代码	nbzddm	S1	AN..20	
1.61	诊断信息	农保诊断名称	诊断在国家农保目录内的诊断名称	nbzdmc	S1	AN..64	

续 表

编号	子模块名称	字段名称	定　义	自定义标识符	数据类型	数据长度	值　域
1.62	诊断信息	医保代码	诊断在国家医保目录内的诊断代码	ybdm	S1	AN..255	
1.63	诊断信息	诊断属性标志	诊断特殊疾病属性	sxbz	N	N..10	0,糖尿病;1,肿瘤;2,急性冠心病;3,脑卒中;4,高血压;5,重性精神病;6,罕见病
1.64	诊断信息	诊断大类	诊断按特定规则分属的大类	zddl	S1	AN..20	
1.65	诊断信息	诊断代码	诊断按院内规则编制的特定诊断代码	zddm	S1	AN..20	
1.66	诊断信息	社区上报标志	该诊断是否需要向社区上报	sqzdbz	N	N..3	
1.67	诊断信息	ICD10 名称	疾病和有关健康问题的国际统计分类	icd10name	S1	AN..256	
1.68	诊断信息	患者编号	患者门诊院内就诊唯一码	PATID	N	N..12	
1.69	诊断信息	挂号日期	挂号日期	GHRQ	DT	DT15	
1.70	诊断信息	医生代码	医生代码	YSDM	S1	AN..6	
1.71	诊断信息	医生姓名	医生姓名	YSMC	S1	AN..16	
1.72	诊断信息	科室代码	科室代码	KSDM	S1	AN..8	

续 表

编号	子模块名称	字段名称	定　　义	自定义标识符	数据类型	数据长度	值　　域
1.73	诊断信息	科室名称	科室名称	KSMC	S1	AN..32	
1.74	诊断信息	初复诊标志	初复诊标志	CFZBZ	N	N..10	0,初诊;1,复诊
1.75	诊断信息	诊断类别	诊断类别	ZDLB	N	N..10	0,诊断;1,中医诊断
1.76	诊断信息	发病日期	发病日期	FBRQ	D	D8	
1.77	诊断信息	录入日期	录入日期	LRRQ	DT	DT15	
1.78	诊断信息	治疗方案序号	治疗方案序号	FAXH	N	N..12	
1.79	诊断信息	症型代码	症型代码	ZXDM	S1	AN..12	
1.80	诊断信息	症型名称	症型名称	ZXMC	S1	AN..64	
1.81	诊断信息	属性大类	属性大类	SXDL	N	N..10	
1.82	诊断信息	属性标志	属性标志	SXBZ	N	N..10	
1.83	临床收费项目信息	临床项目代码	医院自定义的就诊临床项目编码	id	S1	AN..12	
1.84	临床收费项目信息	临床项目名称	医院自定义的就诊临床项目名称	name	S1	AN..64	
1.85	临床收费项目信息	备注	项目备注	memo	S1	AN..24	
1.86	临床收费项目信息	主项目代码	医院自定义的就诊临床项目的主要收费项目	zxmdm	S1	AN..12	

续 表

编号	子模块名称	字段名称	定　义	自定义标识符	数据类型	数据长度	值　域
1.87	临床收费项目信息	项目类别	医院自定义的就诊临床项目类别	xmlb	N	N..3	
1.88	临床收费项目信息	项目单位	医院自定义的就诊临床项目单位	xmdw	S1	AN..8	
1.89	临床收费项目信息	执行科室	该项目的执行科室	zxks_id	S1	AN..6	
1.90	临床收费项目信息	医技确认标志	医技科室收费确认的标志	yjqrbz	N	N..3	0,非医技确认;1,医技确认;2,检验确认
1.91	临床收费项目信息	空腹标志	该项目是否需要空腹	kfbz	N	N..3	
1.92	临床收费项目信息	医院代码	《医疗机构执业许可证》中登记的,按照特定编码体系填写的代码	yydm	S1	AN..2	
1.93	收费小项目信息	项目代码	医院按照特定的编码规则自定义的明细项目代码	id	S1	AN..12	
1.94	收费小项目信息	项目名称	医院自定义的明细项目名称	name	S1	AN..64	
1.95	收费小项目信息	大项代码	医院自定义的收费明细项目对应的大项目代码	dxmdm	S1	AN..6	

续 表

编号	子模块名称	字段名称	定　义	自定义标识符	数据类型	数据长度	值　域
1.96	收费小项目信息	单位	收费明细小项目的使用单位	xmdw	S1	AN..8	
1.97	收费小项目信息	规格	收费明细小项目的规格	xmgg	S1	AN..32	
1.98	收费小项目信息	单价	收费明细小项目的单价	xmdj	N	N..19,4	
1.99	收费小项目信息	门诊自费标志	收费明细小项目是否为门诊自费的标志	mzzfbz	N	N..3	
1.100	收费小项目信息	门诊自费比例	收费明细小项目的门诊自费比例	mzzfbl	N	N..6,4	
1.101	收费小项目信息	住院自费标志	收费明细小项目的住院自费标志	zyzfbz	N	N..3	
1.102	收费小项目信息	住院自费比例	收费明细小项目的住院自费比例	zyzfbl	N	N..6,4	
1.103	收费小项目信息	项目类别	收费明细小项目的类别	xmlb	N	N..3	
1.104	收费小项目信息	医技确认标志	收费明细小项目的医技确认标志	yjqrbz	N	N..3	0,非医技确认;1,医技确认;2,检验确认
1.105	收费小项目信息	使用标志	收费明细小项目的使用标志	sybz	N	N..3	0,停用;1,使用
1.106	收费小项目信息	医技标志	收费明细小项目的医技标志	yjbz	N	N..3	0,不使用;1,使用

续　表

编号	子模块名称	字段名称	定　　义	自定义标识符	数据类型	数据长度	值　　域
1.107	收费小项目信息	门诊标志	收费明细小项目的门诊标志	mzbz	N	N..3	0,不使用;1,使用
1.108	收费小项目信息	住院标志	收费明细小项目的住院标志	zybz	N	N..3	0,不使用;1,使用
1.109	收费小项目信息	执行科室代码	项目对应的治疗执行科室代码	zxks_id	S1	AN..6	
1.110	收费小项目信息	备注	收费明细小项目信息的备注	memo	S1	AN..255	
1.111	收费小项目信息	门诊分类自付标志	患者收费时小项目门诊分类自付标志	flzfbz	N	N..3	
1.112	收费小项目信息	住院分类自付标志	患者收费时小项目住院分类自付标志	zyflzfbz	N	N..3	
1.113	收费小项目信息	对应代码(外地医保)	收费小项目在异地医保的编码体系中的对应代码	dydm	S1	AN..255	
1.114	收费小项目信息	是否对应(外地医保)	收费小项目在异地医保的编码体系中是否对应异地医保	isdy	N	N..3	
1.115	收费小项目信息	门诊医技确认标志	收费小项目是否需要医技科室进行确认的标志	mzyjqrbz	N	N..3	0,非医技确认;1,医技确认;2,检验确认
1.116	收费小项目信息	成套医嘱序号	收费小项目按照院内规则划分成套医嘱,其在组套内的医嘱序号	ctyz	N	N..10	

续 表

编号	子模块名称	字段名称	定　义	自定义标识符	数据类型	数据长度	值　域
1.117	收费小项目信息	门诊协定方序号	收费小项目按照院内规则划分成门诊协定方组套，其在组套内的序号	mzxdf	N	N..10	
1.118	收费小项目信息	报销标志	收费小项目的报销标志	bxbz	N	N..3	
1.119	收费小项目信息	医保控制标志（用于审批）	收费小项目是否受医保控制	ybkzbz	N	N..3	
1.120	收费小项目信息	说明	收费小项目说明	xmsm	S1	AN..255	
1.121	收费小项目信息	政府指导价	收费小项目的政府指导价	govprice	N	N..19,4	
1.122	收费小项目信息	使用范围	收费小项目在院内的使用范围	syfw	N	N..3	0，全院使用；1，自费使用；2，医保使用
1.123	收费小项目信息	欠费控制标志	收费小项目是否允许欠费的标志	isqfkz	N	N..3	0，不控制；1，控制
1.124	收费小项目信息	供货商代码	收费小项目的供货商代码	ghsdm	S1	AN..8	
1.125	收费小项目信息	供货商名称	收费小项目的供货商名称	ghsmc	S1	AN..64	
1.126	收费小项目信息	正式启用日期	收费小项目的启用日期	zsqyrq	S1	AN..16	
1.127	收费小项目信息	门诊诊治地址	收费小项目的门诊诊治地址	mzaddress	S1	AN..64	

续 表

编号	子模块名称	字段名称	定　义	自定义标识符	数据类型	数据长度	值　域
1.128	收费小项目信息	急诊诊治地址	收费小项目的急诊诊治地址	jzaddress	S1	AN..64	
1.129	收费小项目信息	是否可以作为科研项目	是否可以作为科研项目	iskybz	N	N..3	
1.130	收费小项目信息	急诊标志	收费小项目的急诊标志	jzbz	N	N..10	0,不使用;1,使用
1.131	收费小项目信息	医院代码	《医疗机构执业许可证》中登记的,按照特定编码体系填写的代码	yydm	S1	AN..2	

2

患者人口学信息

编号	子模块名称	字段名称	定　　义	自定义标识符	数据类型	数据长度	值　　域
2.1	患者人口学信息	患者编号	患者门诊院内就诊唯一码	patid	N	N..12	
2.2	患者人口学信息	患者病历号	患者院内就诊病历号	blh	S1	AN..24	
2.3	患者人口学信息	姓名	姓名	hzxm	S1	AN..64	
2.4	患者人口学信息	卡号	患者接诊卡号	cardno	S1	AN..32	
2.5	患者人口学信息	关联住院患者编号	患者住院院内就诊唯一码	zypatid	N	N..12	
2.6	患者人口学信息	社保号	患者社保号	sbh	S1	AN..32	
2.7	患者人口学信息	其他卡号	患者其他卡号	qtkh	S1	AN..32	
2.8	患者人口学信息	身份证号	患者身份证号	sfzh	S1	AN..20	
2.9	患者人口学信息	性别	性别	sex	S1	AN..4	
2.10	患者人口学信息	出生年月	患者出生年月	birth	S1	AN..16	
2.11	患者人口学信息	联系地址	患者联系地址	lxdz	S1	AN..255	

续 表

编号	子模块名称	字段名称	定　义	自定义标识符	数据类型	数据长度	值　域
2.12	患者人口学信息	联系电话	患者联系电话	lxdh	S1	AN..16	
2.13	患者人口学信息	邮政编码	患者邮政编码	yzbm	S1	AN..12	
2.14	患者人口学信息	联系人	患者联系人	lxr	S1	AN..12	
2.15	患者人口学信息	医保代码	患者医保代码	ybdm	S1	AN..4	
2.16	患者人口学信息	凭证号	患者凭证号	pzh	S1	AN..32	
2.17	患者人口学信息	单位代码	患者所属单位代码	dwbm	S1	AN..12	
2.18	患者人口学信息	单位名称	患者所属单位名称	dwmc	S1	AN..64	
2.19	患者人口学信息	区县代码	患者区县代码	qxdm	S1	AN..2	
2.20	患者人口学信息	账户金额	患者就诊卡账户金额	zhje	N	N..19,4	
2.21	患者人口学信息	累计金额	患者累计金额	ljje	N	N..19,4	
2.22	患者人口学信息	账户设置日期	账户设置日期	zhszrq	S1	AN..16	
2.23	患者人口学信息	最近访问日期	最近访问日期	zjrq	S1	AN..8	
2.24	患者人口学信息	操作员	数据录入操作员	czyh	S1	AN..6	
2.25	患者人口学信息	录入日期	数据录入日期	lrrq	S1	AN..16	
2.26	患者人口学信息	停用标志	患者记录信息停用标志	tybz	N	N..3	0,在用;1,停用
2.27	患者人口学信息	卡类别	患者就诊卡所属卡类型	cardtype	S1	AN..2	0,无卡;1,磁卡;2,保障卡;3,ic卡

续 表

编号	子模块名称	字段名称	定　义	自定义标识符	数据类型	数据长度	值　域
2.28	患者人口学信息	账户标志	患者账户标志	zhbz	S1	AN..20	
2.29	患者人口学信息	备注	患者记录信息备注	memo	S1	AN..24	
2.30	患者人口学信息	出生地(省市)	患者出生地(省、市)	csd_s	S1	AN..10	
2.31	患者人口学信息	出生地(区、县)	患者出生地(区、县)	csd_x	S1	AN..10	
2.32	患者人口学信息	挂号标志	患者挂号标志	ghbz	N	N..3	0,未挂号;1,已挂号
2.33	患者人口学信息	医疗项目	医疗项目	ylxm	S1	AN..2	
2.34	患者人口学信息	地域代码	患者地域代码	dyid	S1	AN..2	
2.35	患者人口学信息	医保中心编号(外地医保)	医保中心编号(外地医保)	centerid	S1	AN..36	
2.36	患者人口学信息	儿科患者父母姓名	儿科患者父母姓名	ekfmxm	S1	AN..64	
2.37	患者人口学信息	初诊日期	患者初诊日期	czrq	S1	AN..8	
2.38	患者人口学信息	过敏史	患者过敏史	gms	S1	AN..64	
2.39	患者人口学信息	X线号	患者X线号	xgh	S1	AN..12	
2.40	患者人口学信息	CT号	患者CT号	cth	S1	AN..12	
2.41	患者人口学信息	MR号	患者MR号	mrh	S1	AN..12	
2.42	患者人口学信息	其他检查号	患者其他检查号	qth	S1	AN..12	
2.43	患者人口学信息	婚姻状况	患者婚姻状况	hyzk	N	N..3	0,未婚;1,已婚;2,离独;3,丧偶

续 表

编号	子模块名称	字段名称	定 义	自定义标识符	数据类型	数据长度	值 域
2.44	患者人口学信息	国家编码	国家编码	gjbm	S1	AN..4	
2.45	患者人口学信息	email	患者 email	email	S1	AN..32	
2.46	患者人口学信息	联系手机	患者联系手机	lxsj	S1	AN..16	
2.47	患者人口学信息	职称编码	职称编码	zcbm	S1	AN..2	
2.48	患者人口学信息	职务编码	职务编码	zwbm	S1	AN..4	
2.49	患者人口学信息	职退情况	职退情况	ztqk	S1	AN..2	
2.50	患者人口学信息	工作	工作信息	brjob	S1	AN..255	
2.51	患者人口学信息	职业编码	患者职业编码	zydm	S1	AN..4	
2.52	患者人口学信息	麻醉专用卡	患者麻醉专用卡	mzzyk	S1	AN..32	
2.53	患者人口学信息	高血压标志	高血压标志	gxybz	N	N..3	0,正常;1,血压偏高
2.54	患者人口学信息	高血压累计次数	高血压累计次数	gxycbcs	N	N..3	
2.55	患者人口学信息	工种代码	患者工种代码	gzdm	S1	AN..4	
2.56	患者人口学信息	进公司日期	患者进公司日期	jgsrq	S1	AN..16	
2.57	患者人口学信息	首诊标志	首诊标志	gxyszbz	N	N..3	0,普通;1,首诊;2,高血压;3,社区已抽取
2.58	患者人口学信息	健康档案标志	健康档案标志	jkdabz	N	N..3	0,无档案;1,有档案

续 表

编号	子模块名称	字段名称	定　义	自定义标识符	数据类型	数据长度	值　域
2.59	患者人口学信息	患者年龄单位	患者年龄单位	brnldw	S1	AN..12	
2.60	患者人口学信息	所属单位代码	所属单位代码	ssdw	S1	AN..12	
2.61	患者人口学信息	增加停用员工字段	增加停用员工字段	tyczyh	S1	AN..6	
2.62	患者人口学信息	增加停用时间字段	增加停用时间字段	tyrq	S1	AN..16	
2.63	患者人口学信息	患者类别	患者所属人员类别	rylb	S1	AN..4	
2.64	患者人口学信息	分组代码	分组代码	fzid	S1	AN..12	
2.65	患者人口学信息	个人相片	个人相片	grxp	BY	AN..2147483647	
2.66	患者人口学信息	对应人员体检分类	对应人员体检分类	tjlb_id	S1	AN..4	
2.67	患者人口学信息	民族代码	民族代码	mzdm	S1	AN..4	
2.68	患者人口学信息	部门名称	部门名称	bmmc	S1	AN..32	
2.69	患者人口学信息	上海户籍号	上海户籍号	shhjh	S1	AN..32	
2.70	患者人口学信息	联系地址(省、市)	联系地址(省、市)	lxdz_s	S1	AN..10	
2.71	患者人口学信息	联系地址(县、区)	联系地址(县、区)	lxdz_x	S1	AN..10	
2.72	患者人口学信息	职工工号	职工工号	zggh	S1	AN..255	

续　表

编号	子模块名称	字段名称	定　　义	自定义标识符	数据类型	数据长度	值　　域
2.73	患者人口学信息	社区 id	社区 id	chssid	S1	AN..32	
2.74	患者人口学信息	责任医生代码	责任医生代码	zrysdm	S1	AN..6	
2.75	患者人口学信息	公务员代码	公务员代码	gwydm	S1	AN..2	
2.76	患者人口学信息	患者体检编号	体检院内唯一码	tjpatid	S1	AN..36	
2.77	患者人口学信息	优惠代码	优惠代码	yhdm	S1	AN..4	
2.78	患者人口学信息	时间戳	时间戳	timetemp	S1	AN..18	
2.79	患者人口学信息	移动登记标志	移动登记标志	yddjbz	N	N..5	
2.80	患者人口学信息	特殊患者标志	特殊患者标志	tsbrbz	N	N..3	
2.81	患者人口学信息	更新日期	基础数据更新日期	gxrq	S1	AN..16	
2.82	患者人口学信息	出生时间	出生时间	birthtime	S1	AN..8	
2.83	患者人口学信息	联系人地址	联系人地址	lxrdz	S1	AN..255	
2.84	患者人口学信息	联系人电话	联系人电话	lxrdh	S1	AN..255	
2.85	患者人口学信息	职工标志	患者是否为院内职工标志	isinner	N	N..3	

3 病历信息

编号	子模块名称	字段名称	定 义	自定义标识符	数据类型	数据长度	值 域
3.1	病历信息	病历序号	病历对应序号	QTBLJLXH	N	N..12	
3.2	病历信息	首页序号	患者的病历对应当次序号	SYXH	N	N..10	
3.3	病历信息	病历代码	病历对应序号	BLDM	S1	AN..64	
3.4	病历信息	病历名称	病历名称	BLMC	S1	AN..64	
3.5	病历信息	病历描述	病历描述	BLMS	S1	AN..256	
3.6	病历信息	病历内容	病历内容	BLNR	S1	AN..8000	
3.7	病历信息	创建医生	创建医生	CJYS	S1	AN..6	
3.8	病历信息	提交医师	提交医师	TJYS	S1	AN..6	
3.9	病历信息	审核医生	审核医生	SHYS	S1	AN..6	
3.10	病历信息	创建时间	创建时间	CJSJ	DT	DT15	
3.11	病历信息	提交时间	提交时间	TJSJ	DT	DT15	
3.12	病历信息	审核时间	审核时间	SHSJ	DT	DT15	

续　表

编号	子模块名称	字段名称	定　义	自定义标识符	数据类型	数据长度	值　域
3.13	病历信息	提交状态	提交状态	TJZT	N	N..5	
3.14	病历信息	电子签名标志	电子签名标志	DZQMBZ	N	N..5	
3.15	病历信息	患者病历文件版本号	患者病历文件版本号	INSTANCEVERSION	N	N..10	

4 挂号信息

编号	子模块名称	字段名称	定　义	自定义标识符	数据类型	数据长度	值　域
4.1	挂号预约信息	序号	序号	xh	N	N..12	
4.2	挂号预约信息	患者编号	患者门诊院内就诊唯一码	patid	N	N..39	
4.3	挂号预约信息	病历号	病历号	blh	S1	AN..24	
4.4	挂号预约信息	姓名	姓名	hzxm	S1	AN..64	
4.5	挂号预约信息	预约医生代码	预约医生代码	ysdm	S1	AN..6	
4.6	挂号预约信息	预约科室代码	预约科室代码	ksdm	S1	AN..6	
4.7	挂号预约信息	录入日期	录入日期	lrrq	S1	AN..16	
4.8	挂号预约信息	操作员	操作员	czyh	S1	AN..6	
4.9	挂号预约信息	记录状态	记录状态	jlzt	N	N..3	0,录入;1,确认;2,作废;3,取消;4,爽约
4.10	挂号预约信息	备注	备注	memo	S1	AN..24	
4.11	挂号预约信息	预约日期	预约日期	yyrq	S1	AN..16	

续 表

编号	子模块名称	字段名称	定　义	自定义标识符	数据类型	数据长度	值　域
4.12	挂号预约信息	预约序号	预约序号	yyxh	S1	AN..255	
4.13	挂号预约信息	时间段	时间段	sjd	S1	AN..32	
4.14	挂号预约信息	挂号费金额	挂号费金额	zje	N	N..19,4	
4.15	挂号预约信息	确认日期	确认日期	qrrq	S1	AN..16	
4.16	挂号预约信息	时间段	时间段	Child_sjd	N	N..10	
4.17	挂号预约信息	预约挂号类别	预约挂号类别	yyghlb	N	N..3	0,门诊挂号预约处预约;1,门诊医生站处预约;2,住院处预约;3,住院医生站预约;4,自助挂号机预约
4.18	挂号预约信息	时间戳	时间戳	timetemp	S1	AN..18	
4.19	挂号预约信息	科室代码	科室代码	kmdm	S1	AN..12	
4.20	挂号预约信息	性别	性别	sex	S1	AN..255	
4.21	挂号预约信息	身份证号	身份证号	sfzh	S1	AN..255	
4.22	挂号预约信息	联系电话	联系电话	lxdh	S1	AN..255	
4.23	挂号预约信息	联系地址	联系地址	lxdz	S1	AN..255	
4.24	挂号预约信息	就诊地址	就诊地址	jzdz	S1	AN..255	
4.25	挂号账单信息	序号	患者挂号记录序号(自增)	xh	N	N..12	

续 表

编号	子模块名称	字段名称	定　　义	自定义标识符	数据类型	数据长度	值　　域
4.26	挂号账单信息	结算收据号	患者收费的结算收据号	jssjh	S1	AN..18	
4.27	挂号账单信息	患者编号	患者门诊院内就诊唯一码	patid	N	N..12	
4.28	挂号账单信息	病历号	病历号	blh	S1	AN..24	
4.29	挂号账单信息	医保代码	医保代码	ybdm	S1	AN..4	
4.30	挂号账单信息	卡号	患者院内就诊卡号	cardno	S1	AN..32	
4.31	挂号账单信息	预约序号	预约医生对应的序号	yyxh	N	N..12	
4.32	挂号账单信息	患者姓名	患者姓名	hzxm	S1	AN..64	
4.33	挂号账单信息	操作员	挂号的操作员	czyh	S1	AN..6	
4.34	挂号账单信息	操作日期	操作日期	czrq	S1	AN..16	
4.35	挂号账单信息	挂号日期	挂号日期	ghrq	S1	AN..16	
4.36	挂号账单信息	科室代码	科室代码	ksdm	S1	AN..6	
4.37	挂号账单信息	科室名称	科室名称	ksmc	S1	AN..32	
4.38	挂号账单信息	医生代码	医生代码	ysdm	S1	AN..6	
4.39	挂号账单信息	医生名称	医生名称	ysmc	S1	AN..64	
4.40	挂号账单信息	挂号号序	对应当天医生的第几位挂号患者	ghhx	N	N..5	
4.41	挂号账单信息	初复诊标志	初复诊标志	cfzbz	N	N..3	0,初诊;1,复诊
4.42	挂号账单信息	挂号来源标志	挂号来源标志	lybz	N	N..3	0,普通挂号;1,预约挂号

续　表

编号	子模块名称	字段名称	定　义	自定义标识符	数据类型	数据长度	值　域
4.43	挂号账单信息	挂号类别	挂号类别	ghlb	N	N..3	0,普通挂号;1,急诊挂号;2,专家挂号;3,点名专家;4,特殊挂号;5,义诊;6,外宾挂号
4.44	挂号账单信息	分诊标志	医生工作站分诊叫号使用	fzbz	N	N..3	0,未分诊;1,分诊就诊;2,结束就诊
4.45	挂号账单信息	分诊日期	分诊日期	fzrq	S1	AN..16	
4.46	挂号账单信息	诊间代码	诊间代码	zjdm	S1	AN..6	
4.47	挂号账单信息	结算标志	结算标志	jsbz	N	N..3	0,未结算;1,结算
4.48	挂号账单信息	备注	备注	memo	S1	AN..24	
4.49	挂号账单信息	诊名代码	诊名代码	zmdm	S1	AN..6	
4.50	挂号账单信息	诊名	诊名	zm	S1	AN..32	
4.51	挂号账单信息	锁定标志	锁定标志	sdbz	N	N..3	0,未锁定;1,正在开处方状态锁定;2,正在输病历状态锁定
4.52	挂号账单信息	就诊医生代码	就诊医生代码	jzysdm	S1	AN..6	
4.53	挂号账单信息	诊区代码	诊区代码	zqdm	S1	AN..6	
4.54	挂号账单信息	分诊序号	分诊序号	fzxh	N	N..39,14	

续 表

编号	子模块名称	字段名称	定　义	自定义标识符	数据类型	数据长度	值　域
4.55	挂号账单信息	挂号医生代码	挂号医生代码	ghysdm	S1	AN..6	
4.56	挂号账单信息	挂号科室代码	挂号科室代码	ghksdm	S1	AN..6	
4.57	挂号账单信息	首诊医生代码	首诊医生代码	sdysdm	S1	AN..6	
4.58	挂号账单信息	特殊诊断代码	特殊诊断代码	tsbzdm	S1	AN..20	
4.59	挂号账单信息	医生结束就诊时间	医生结束就诊时间	jzsj	S1	AN..16	
4.60	挂号账单信息	预检标志	预检标志	yjbz	N	N..3	0,未预检;1,预检完成
4.61	挂号账单信息	到诊序号	到诊序号	dzxh	N	N..12	
4.62	挂号账单信息	到诊时间	到诊时间	dzsj	S1	AN..16	
4.63	挂号账单信息	排班明细序号	排班明细序号	pbmxxh	N	N..12	
4.64	挂号账单信息	挂号后预约就诊时间	挂号后预约就诊时间	ghjzsj	S1	AN..255	
4.65	挂号账单信息	叫号标志	叫号标志	jhbz	N	N..3	0,未叫号;1,已叫号;2,过号
4.66	挂号账单信息	费别代码	费别代码	fbdm	S1	AN..12	
4.67	挂号账单信息	时间戳	时间戳	timetemp	S1	AN..18	
4.68	挂号账单信息	分诊挂号号序	分诊挂号号序	fzghhx	S1	AN..255	

续 表

编号	子模块名称	字段名称	定　义	自定义标识符	数据类型	数据长度	值　域
4.69	挂号账单信息	科室代码	科室代码	kmdm	S1	AN..12	
4.70	挂号账单信息	科室名称	科室名称	kmmc	S1	AN..64	
4.71	挂号账单信息	诊区名称	诊区名称	zqmc	S1	AN..64	
4.72	挂号账单信息	费别名称	费别名称	fbmc	S1	AN..64	

5 胸部肿瘤门诊复诊随访信息

编号	子模块名称	字段名称	定　义	自定义标识符	数据类型	数据长度	值　域
5.1	复诊申请单记录信息	唯一序号	复诊序号	ID	N	N..10	
5.2	复诊申请单记录信息	挂号订单号	对应的挂号序号	OutTradeNo	S1	AN..50	
5.3	复诊申请单记录信息	诊断	患者就诊诊断	Diagnosis	S1	AN..500	
5.4	复诊申请单记录信息	HIS随访序号	HIS的随访序号	sfxh	S1	AN..100	
5.5	复诊申请单记录信息	随访日期	随访日期	FollowUpDate	D	D8	
5.6	复诊申请单记录信息	HIS划价处方序号	HIS划价处方序号	HisHjcfxh	S1	AN..100	
5.7	复诊申请单记录信息	随访状态	随访状态	Status	N	N..10	
5.8	复诊申请单记录信息	随访订单状态	随访订单状态	OrderStatus	N	N..10	
5.9	复诊申请单记录信息	创建时间	创建时间	CreateTime	DT	DT15	
5.10	复诊申请单记录信息	随访项目明细	随访项目明细	ItemJson	S1	AN..8000	
5.11	复诊患者随访方案信息	序号	序号	XH	N	N..38	
5.12	复诊患者随访方案信息	方案名称	复诊方案名称	FAMC	S1	AN..255	

续 表

编号	子模块名称	字段名称	定　义	自定义标识符	数据类型	数据长度	值　域
5.13	复诊患者随访方案信息	项目类型	项目类型	XMLX	S1	AN..255	0,检查;1,检验
5.14	复诊患者随访方案信息	申请单项目代码	申请单项目代码	XMDM	S1	AN..255	
5.15	复诊患者随访方案信息	申请单项目名称	申请单项目名称	XMMC	S1	AN..255	
5.16	复诊患者随访方案信息	申请单项目单价	申请单项目单价	XMDJ	N	N..38	
5.17	复诊患者随访登记信息	序号	序号	XH	N	N..38	
5.18	复诊患者随访登记信息	随访计划名称	随访计划名称	SFMC	S1	AN..255	
5.19	复诊患者随访登记信息	患者编号	患者门诊院内就诊唯一码	PATID	N	N..38	
5.20	复诊患者随访登记信息	患者姓名	患者姓名	HZXM	S1	AN..255	
5.21	复诊患者随访登记信息	性别	性别	SEX	S1	AN..255	
5.22	复诊患者随访登记信息	卡号	卡号	CARDNO	S1	AN..255	
5.23	复诊患者随访登记信息	年龄	年龄	AGE	S1	AN..255	
5.24	复诊患者随访登记信息	医保代码	医保代码	YBDM	S1	AN..255	
5.25	复诊患者随访登记信息	医保类型名称	医保类型名称	YBLX	S1	AN..255	
5.26	复诊患者随访登记信息	诊断	诊断	DIAG	S1	AN..255	
5.27	复诊患者随访登记信息	身份证号	身份证号	SFZH	S1	AN..255	
5.28	复诊患者随访登记信息	备注	备注	MEMO	S1	AN..255	

续 表

编号	子模块名称	字段名称	定　义	自定义标识符	数据类型	数据长度	值　域
5.29	复诊患者随访登记信息	随访计划时间代码	随访计划时间代码	SFXXDM	S1	AN..255	0,3 个月后;1,6 个月后;2,1 年后;3,指定时间随访
5.30	复诊患者随访登记信息	随访计划时间名称	随访计划时间名称	SFXXMC	S1	AN..255	0,3 个月后;2,6 个月后;3,1 年后。其他的指定时间,格式:yyyyMMdd
5.31	复诊患者随访登记信息	随访计划截止时间	随访计划截止时间	SFJZSJ	S1	AN..255	格式:yyyyMMdd
5.32	复诊患者随访登记信息	科室代码	科室代码	KSDM	S1	AN..255	
5.33	复诊患者随访登记信息	科室名称	科室名称	KSMC	S1	AN..255	
5.34	复诊患者随访登记信息	挂号序号	挂号序号	GHXH	S1	AN..255	
5.35	复诊患者随访登记信息	患者编号	患者门诊院内就诊唯一码	PATID	N	N..38	
5.36	复诊患者随访登记信息	患者姓名	患者姓名	HZXM	S1	AN..255	
5.37	复诊患者随访登记信息	方案序号	方案序号	FAXH	N	N..38	
5.38	复诊患者随访登记信息	方案内项目的明细序号	方案内项目的明细序号	FAMXXH	N	N..38	

6 门诊处方信息

编号	子模块名称	字段名称	定　义	自定义标识符	数据类型	数据长度	值　域
6.1	门诊申请单信息	申请单序号	申请单序号	xh	N	N..12	
6.2	门诊申请单信息	患者标识	患者门诊院内就诊唯一码	patid	N	N..12	
6.3	门诊申请单信息	挂号序号	挂号序号	ghxh	N	N..12	
6.4	门诊申请单信息	模板序号	申请单模板序号	mbxh	N	N..9	
6.5	门诊申请单信息	申请科室	申请科室	sqks	S1	AN..6	
6.6	门诊申请单信息	执行科室	执行科室	zxks	S1	AN..6	
6.7	门诊申请单信息	确认标志	确认标志	qrbz	N	N..3	0,未确认;1,已确认
6.8	门诊申请单信息	结算标志	结算标志	jszt	N	N..3	0,未结算;1,已结算
6.9	门诊申请单信息	类别	类别	lb	N	N..3	0,门诊;1,体检
6.10	门诊申请单信息	医技类别	医技类别	yjlb	S1	AN..12	
6.11	门诊申请单信息	申请单号	申请单号	blsqdxh	N	N..12	

续　表

编号	子模块名称	字段名称	定　　义	自定义标识符	数据类型	数据长度	值　　域
6.12	门诊申请单信息	申请单名称	申请单名称	sqdmc	S1	AN..64	
6.13	门诊申请单信息	条形码	条形码	txm	S1	AN..16	
6.14	门诊申请单信息	时间戳	时间戳	timetemp	S1	AN..18	
6.15	门诊申请单信息	序号	申请单序号	xh	N	N..12	
6.16	门诊申请单信息	检查	申请单检查确认	checkbit	N	N..3	
6.17	门诊申请单信息	处方来源	处方来源	cflybz	N	N..3	0,线下;1,线上
6.18	门诊申请单信息	日间手术标志	日间手术标志	rjssbz	N	N..3	
6.19	门诊申请单信息	序号	申请明细单记录流水序号	xh	N	N..12	
6.20	门诊申请单信息	申请单序号	申请明细单序号	sqdxh	N	N..12	
6.21	门诊申请单信息	报告段落序号	报告段落序号	zyxh	N	N..9	
6.22	门诊申请单信息	报告段落内容代码	报告段落内容代码	valuedm	S1	AN..255	
6.23	门诊申请单信息	报告段落内容	报告段落内容	value	S1	AN..255	
6.24	门诊申请单信息	上级报告段落序号	上级报告段落序号	sjxh	N	N..12	
6.25	门诊申请单信息	备注	申请单相关信息备注	memo	S1	AN..24	
6.26	门诊申请单信息	申请单明细科研标志	申请单明细科研标志	kybz	N	N..3	

续　表

编号	子模块名称	字段名称	定　义	自定义标识符	数据类型	数据长度	值　域
6.27	门诊申请单信息	时间戳	申请单开单时间戳	timetemp	S1	AN..18	
6.28	门诊处方信息	序号	序号	xh	N	N..12	
6.29	门诊处方信息	结算收据号	结算收据号	jssjh	S1	AN..18	
6.30	门诊处方信息	划价序号	划价序号	hjxh	N	N..12	
6.31	门诊处方信息	处方序号	处方序号	cfxh	N	N..10	
6.32	门诊处方信息	操作员	操作员	czyh	S1	AN..6	
6.33	门诊处方信息	录入日期	录入日期	lrrq	S1	AN..16	
6.34	门诊处方信息	患者标识	患者标识	patid	N	N..12	
6.35	门诊处方信息	患者姓名	患者姓名	hzxm	S1	AN..64	
6.36	门诊处方信息	医保代码	医保代码	ybdm	S1	AN..4	
6.37	门诊处方信息	医生代码	医生代码	ysdm	S1	AN..6	
6.38	门诊处方信息	科室代码	科室代码	ksdm	S1	AN..6	
6.39	门诊处方信息	药房代码	药房代码	yfdm	S1	AN..6	
6.40	门诊处方信息	确认(发药)操作员	确认(发药)操作员	qrczyh	S1	AN..6	
6.41	门诊处方信息	确认(发药)日期	确认(发药)日期	qrrq	S1	AN..16	
6.42	门诊处方信息	确认科室代码	确认科室代码	qrksdm	S1	AN..6	
6.43	门诊处方信息	配药操作员	配药操作员	pyczyh	S1	AN..6	

续 表

编号	子模块名称	字段名称	定　义	自定义标识符	数据类型	数据长度	值　域
6.44	门诊处方信息	配药日期	配药日期	pyrq	S1	AN..16	
6.45	门诊处方信息	处方贴数	处方贴数	cfts	N	N..5	
6.46	门诊处方信息	退处方序号	退处方序号	txh	N	N..12	
6.47	门诊处方信息	收费窗口代码	收费窗口代码	sfckdm	S1	AN..2	
6.48	门诊处方信息	配药窗口代码	配药窗口代码	pyckdm	S1	AN..2	
6.49	门诊处方信息	发药窗口代码	发药窗口代码	fyckdm	S1	AN..2	
6.50	门诊处方信息	结算标志	结算标志	jsbz	N	N..3	0,未结算;1,结算
6.51	门诊处方信息	发药标志	发药标志	fybz	N	N..3	0,未发药;1,已发药或医技确认
6.52	门诊处方信息	处方类型	处方类型	cflx	N	N..3	0,西药处方;1,中药处方;2,草药处方;3,治疗处方;4,医技模块增加;5,体检处方;6,自动挂号产生挂号收费信息
6.53	门诊处方信息	处方类型	处方类型	sycfbz	N	N..3	0,普通处方;1,输液处方
6.54	门诊处方信息	处方类型	特殊处方类型	tscfbz	N	N..3	0,普通处方;1,尿毒症处方
6.55	门诊处方信息	配药标志	配药标志	pybz	N	N..3	0,未配药;1,已配药

续 表

编号	子模块名称	字段名称	定　义	自定义标识符	数据类型	数据长度	值　域
6.56	门诊处方信息	备注	备注	memo	S1	AN..24	
6.57	门诊处方信息	总金额	总金额	zje	N	N..19,4	
6.58	门诊处方信息	自费药品金额	自费药品金额	zfyje	N	N..19,4	
6.59	门诊处方信息	优惠金额	优惠金额	yhje	N	N..19,4	
6.60	门诊处方信息	自付金额	自付金额	zfje	N	N..19,4	
6.61	门诊处方信息	舍入金额	舍入金额	srje	N	N..19,4	
6.62	门诊处方信息	发票号	发票号	fph	N	N..19	
6.63	门诊处方信息	发票卷序号	发票卷序号	fpjxh	N	N..12	
6.64	门诊处方信息	退费标志	退费标志	tfbz	N	N..3	
6.65	门诊处方信息	退费金额	退费金额	tfje	N	N..19,4	
6.66	门诊处方信息	发药窗口序号	发药窗口序号	fyckxh	N	N..10	
6.67	门诊处方信息	申请单序号	申请单序号	sqdxh	N	N..12	
6.68	门诊处方信息	药房流水号	药房流水号	yflsh	N	N..10	
6.69	门诊处方信息	大屏显示标志	大屏显示标志	dpxsbz	N	N..3	0,不显示;1,开始显示;2,显示结束;3,拿药超时
6.70	门诊处方信息	转盘位置编号	转盘位置编号	zpwzbh	S1	AN..18	
6.71	门诊处方信息	转盘编号	转盘编号	zpbh	S1	AN..18	

续 表

编号	子模块名称	字段名称	定　义	自定义标识符	数据类型	数据长度	值　域
6.72	门诊处方信息	退费标志	退费标志	fptfbz	N	N..3	
6.73	门诊处方信息	退费金额	退费金额	fptfje	N	N..19,4	
6.74	门诊处方信息	行政科室编码	行政科室编码	xzks_id	S1	AN..6	
6.75	门诊处方信息	医疗小组编号	医疗小组编号	ylxzbh	N	N..9	
6.76	门诊处方信息	挂号序号	挂号序号	ghxh	N	N..12	
6.77	门诊处方信息	时间戳	时间戳	timetemp	S1	AN..18	
6.78	门诊处方信息	确认时间	确认时间	gxrq	S1	AN..16	
6.79	门诊处方信息	配药标志	配药标志	yxpybz	N	N..3	0,未配药;1,已配药
6.80	门诊处方信息	签单标志	签单标志	qdbz	N	N..3	
6.81	门诊处方信息	停用标志	停用标志	yxtybz	N	N..3	0,停用;1,未停用
6.82	门诊处方信息	预打印标志	预打印标志	ydybz	N	N..3	0,未预打印;1,已预打印
6.83	门诊处方信息	条码核对标志	条码核对标志	tmhdbz	N	N..3	
6.84	门诊处方信息	外送标志	外送标志	wsbz	N	N..3	
6.85	门诊处方信息	联系电话	联系电话	kd_lxdh	S1	AN..32	
6.86	门诊处方信息	外送贴数	外送贴数	wsts	N	N..10	
6.87	门诊处方信息	特病诊断代码	特病诊断代码	cftszddm	S1	AN..20	
6.88	门诊处方信息	特病诊断名称	特病诊断名称	cftszdmc	S1	AN..20	

续 表

编号	子模块名称	字段名称	定　义	自定义标识符	数据类型	数据长度	值　域
6.89	门诊处方信息	延伸处方标志	延伸处方标志	yscfbz	N	N..3	0,普通处方;1,延伸处方
6.90	门诊处方信息	延伸处方红冲标志	延伸处方红冲标志	yscwlhcbz	N	N..5	0,普通处方;1,延伸处方
6.91	处方明细信息	序号	序号	xh	N	N..12	
6.92	处方明细信息	处方序号	处方序号	cfxh	N	N..12	
6.93	处方明细信息	产地代码	医院自定义产地代码	cd_idm	N	N..9	
6.94	处方明细信息	规格代码	医院自定义药品规格代码	gg_idm	N	N..9	
6.95	处方明细信息	大项目代码	临床项目代码	dxmdm	S1	AN..6	
6.96	处方明细信息	药品名称	药品名称	ypmc	S1	AN..64	
6.97	处方明细信息	药品代码	药品代码	ypdm	S1	AN..12	
6.98	处方明细信息	药品规格	药品规格	ypgg	S1	AN..32	
6.99	处方明细信息	药品单位	药品单位	ypdw	S1	AN..8	
6.100	处方明细信息	药品系数	药品系数	dwxs	N	N..12,4	
6.101	处方明细信息	药库系数	药库系数	ykxs	N	N..12,4	
6.102	处方明细信息	批发价	批发价	ypfj	N	N..19,4	
6.103	处方明细信息	零售价	零售价	ylsj	N	N..19,4	

续 表

编号	子模块名称	字段名称	定　义	自定义标识符	数据类型	数据长度	值　域
6.104	处方明细信息	数量	数量	ypsl	N	N..10,2	
6.105	处方明细信息	天数	天数	ts	N	N..5	
6.106	处方明细信息	处方贴数	处方贴数	cfts	N	N..5	
6.107	处方明细信息	自费单价	自费单价	zfdj	N	N..19,4	
6.108	处方明细信息	优惠单价	优惠单价	yhdj	N	N..19,4	
6.109	处方明细信息	审核标志	审核标志	memo	S1	AN..24	
6.110	处方明细信息	备注	备注	shbz	N	N..3	
6.111	处方明细信息	分类自付金额	分类自付金额	flzfdj	N	N..19,4	
6.112	处方明细信息	特需比例	特需比例	txbl	N	N..6,4	
6.113	处方明细信息	临床项目代码	临床项目代码	lcxmdm	S1	AN..12	
6.114	处方明细信息	临床项目名称	临床项目名称	lcxmmc	S1	AN..64	
6.115	处方明细信息	医技确认收费标志	医技确认收费	yjqrbz	N	N..3	0,没有确认收费;1,已确认收费;2,退费
6.116	处方明细信息	确认操作员	确认操作员	qrczyh	S1	AN..6	
6.117	处方明细信息	确认日期	确认日期	qrrq	S1	AN..16	
6.118	处方明细信息	原药零售价	原药零售价	yylsj	N	N..19,4	
6.119	处方明细信息	确认科室代码	确认科室代码	qrksdm	S1	AN..6	
6.120	处方明细信息	超量标志	超量标志	clbz	N	N..3	0,正常;1,超量

续　表

编号	子模块名称	字段名称	定　义	自定义标识符	数据类型	数据长度	值　域
6.121	处方明细信息	划价明细序号	划价明细序号	hjmxxh	N	N..12	
6.122	处方明细信息	换药代码	换药代码	hy_idm	N	N..9	
6.123	处方明细信息	干保范围金额	干保范围金额	gbfwje	N	N..19,4	
6.124	处方明细信息	干保范围外金额	干保范围外金额	gbfwwje	N	N..19,4	
6.125	处方明细信息	干保特殊标志	干保特殊标志	gbtsbz	N	N..3	
6.126	处方明细信息	干保特殊自付比例	干保特殊自付比例	gbtsbl	N	N..6,4	
6.127	处方明细信息	报告单号	报告单号	bgdh	S1	AN..64	
6.128	处方明细信息	报告类型	报告类型	bglx	S1	AN..255	
6.129	处方明细信息	报告状态	报告状态	bgzt	N	N..3	
6.130	处方明细信息	图像状态	图像状态	txzt	N	N..3	
6.131	处方明细信息	临床项目数量	临床项目数量	lcxmsl	N	N..10,2	
6.132	处方明细信息	医保系统中药品与小项目的代码	医保系统中药品与小项目的代码	dydm	S1	AN..255	
6.133	处方明细信息	预约日期	预约日期	yyrq	S1	AN..16	
6.134	处方明细信息	预约执行地点	预约执行地点	yydd	S1	AN..64	
6.135	处方明细信息	注意事项	注意事项	zysx	S1	AN..255	
6.136	处方明细信息	处方审批标志	处方审批标志	yjspbz	N	N..3	0,未审批;1,医技主任审批;2,财务主任审批

续　表

编号	子模块名称	字段名称	定　义	自定义标识符	数据类型	数据长度	值　域
6.137	处方明细信息	体检标志	体检标志	tjbz	N	N..3	
6.138	处方明细信息	组号	组号	sqdgroupno	N	N..10	
6.139	处方明细信息	预约状态	预约状态	yyzt	N	N..3	
6.140	处方明细信息	时间戳	时间戳	timetemp	S1	AN..18	
6.141	处方明细信息	总金额	总金额	zje	N	N..19,4	
6.142	处方明细信息	退明细序号	退明细序号	tmxxh	N	N..12	
6.143	处方明细信息	联动处方序号	联动处方序号	ldcfxh	N	N..12	
6.144	处方明细信息	GCP 编码	GCP 编码	gcpxmbh	S1	AN..255	
6.145	处方明细信息	GCP 收据码	GCP 收据码	gcpsjm	S1	AN..255	
6.146	处方明细信息	计费标志	计费标志	jfbz	N	N..3	
6.147	划价处方信息	序号	处方序号	xh	N	N..12	
6.148	划价处方信息	操作员	操作员	czyh	S1	AN..6	
6.149	划价处方信息	录入日期	录入日期	lrrq	S1	AN..16	
6.150	划价处方信息	患者标识	患者标识	patid	N	N..12	
6.151	划价处方信息	患者姓名	患者姓名	hzxm	S1	AN..64	
6.152	划价处方信息	医生代码	医生代码	ysdm	S1	AN..6	
6.153	划价处方信息	科室代码	科室代码	ksdm	S1	AN..6	
6.154	划价处方信息	药房代码	药房代码	yfdm	S1	AN..6	

续 表

编号	子模块名称	字段名称	定　义	自定义标识符	数据类型	数据长度	值　域
6.155	划价处方信息	收费科室代码	收费科室代码	sfksdm	S1	AN..6	
6.156	划价处方信息	确认操作员	确认操作员	qrczyh	S1	AN..6	
6.157	划价处方信息	确认日期	确认日期	qrrq	S1	AN..16	
6.158	划价处方信息	处方贴数	处方贴数	cfts	N	N..5	
6.159	划价处方信息	记录状态	记录状态	jlzt	N	N..3	0,录入后状态;1,收费已确认;2,划价处取消;3,医技确认;4,医技作废;5,收费处已读取但未收费;6,医技确认后收费处已读取但未收费
6.160	划价处方信息	处方类型	处方类型	cflx	N	N..3	0,西药处方;1,中药处方;2,草药处方;3,治疗处方;4,其他处方;5,体检处方
6.161	划价处方信息	处方类型	是否为输液处方	sycfbz	N	N..3	0,普通处方;1,输液处方
6.162	划价处方信息	处方类型	是否为特殊处方(尿毒症)	tscfbz	N	N..3	0,普通处方;1,尿毒症处方
6.163	划价处方信息	挂号序号	挂号序号	ghxh	N	N..12	
6.164	划价处方信息	备注	备注	memo	S1	AN..24	

续 表

编号	子模块名称	字段名称	定义	自定义标识符	数据类型	数据长度	值域
6.165	划价处方信息	审方标志(老师)	审方标志(老师)	shbz1	N	N..3	0,不需要审方;1,未审方;2,审方通过;3,审方不通过
6.166	划价处方信息	审方标志(门诊办公室)	审方标志(门诊办公室)	shbz2	N	N..3	0,不需要审方;1,未审方;2,审方通过;3,审方不通过
6.167	划价处方信息	审方标志(审方处)	审方标志(审方处)	shbz3	N	N..3	0,不需要审方;1,未审方;2,审方通过;3,审方不通过
6.168	划价处方信息	审方人(老师)	审方人(老师)	shczyh1	S1	AN..6	
6.169	划价处方信息	审方人(门诊办公室)	审方人(门诊办公室)	shczyh2	S1	AN..6	
6.170	划价处方信息	审方人(审方处)	审方人(审方处)	shczyh3	S1	AN..6	
6.171	划价处方信息	自费处方标志	自费处方标志	zfcfbz	N	N..3	0,否;1,是
6.172	划价处方信息	记账标志	记账标志,标识该处方是否修改过记账患者库的押金余额	jzbz	N	N..3	0,否;1,是
6.173	划价处方信息	冻结标志	冻结标志	djbz	N	N..3	0,否;1,是
6.174	划价处方信息	冻结金额	冻结金额	djje	N	N..19,4	
6.175	划价处方信息	医保标志	医保标志	ybbz	N	N..3	0,未交易;1,已交易
6.176	划价处方信息	医保审核标志	医保审核标志	ybshbz	N	N..3	0,未审核;1,已审核

续　表

编号	子模块名称	字段名称	定　　义	自定义标识符	数据类型	数据长度	值　　域
6.177	划价处方信息	体检团队序号	体检团队序号	tjtdxh	N	N..12	
6.178	划价处方信息	增加标志	增加标志	zjbz	N	N..3	0,收费处保存;1,医技保存;2,医生站保存;3,护士站保存;4,急诊医生站保存;5,急诊护士站保存
6.179	划价处方信息	确认科室代码	确认科室代码	qrksdm	S1	AN..6	
6.180	划价处方信息	取消操作员	取消操作员	qxczyh	S1	AN..6	
6.181	划价处方信息	取消日期	取消日期	qxrq	S1	AN..16	
6.182	划价处方信息	取消记录状态	取消记录状态	qxjlzt	N	N..3	
6.183	划价处方信息	协定方序号	协定方序号	xdfxh	N	N..12	
6.184	划价处方信息	协定方名称	协定方名称	xdfmc	S1	AN..32	
6.185	划价处方信息	加收代煎费标志	加收代煎费标志	jsdjfbz	N	N..3	
6.186	划价处方信息	申请单序号	申请单序号	sqdxh	N	N..12	
6.187	划价处方信息	不通过说明(药房)	不通过说明(药房)	shbz4memo	S1	AN..24	
6.188	划价处方信息	审方标志(皮试)	审方标志(皮试)	shbz5	N	N..3	0,不需要审方;1,未审方;2,审方通过;3,审方不通过

续 表

编号	子模块名称	字段名称	定　义	自定义标识符	数据类型	数据长度	值　域
6.189	划价处方信息	审方标志(药房)	审方标志(药房)	shbz4	N	N..3	0,不需要审方;1,未审方;2,审方通过;3,审方不通过
6.190	划价处方信息	儿科标志	儿科标志	ekbz	N	N..3	
6.191	划价处方信息	儿科体重	儿科体重	tz	S1	AN..255	
6.192	划价处方信息	毒麻/精神标志	毒麻/精神标志	dmjsbz	N	N..3	0,普通;1,毒;2,麻;3,精神
6.193	划价处方信息	毒麻/精神领药人身份证	毒麻/精神领药人身份证	lyrsfz	S1	AN..20	
6.194	划价处方信息	毒麻/精神领药人电话	毒麻/精神领药人电话	lyrdh	S1	AN..32	
6.195	划价处方信息	儿科年龄说明	儿科年龄说明	eknlsm	S1	AN..32	
6.196	划价处方信息	划价处方号	划价处方号	cfh	S1	AN..18	
6.197	划价处方信息	毒麻药品领药人姓名	毒麻药品领药人姓名	lyrxm	S1	AN..12	
6.198	划价处方信息	毒麻药品领药人性别	毒麻药品领药人性别	lyrxb	S1	AN..4	
6.199	划价处方信息	审方人(皮试)	审方人(皮试)	shczyh5	S1	AN..6	
6.200	划价处方信息	皮试时间	皮试时间	psksj	S1	AN..255	
6.201	划价处方信息	草药煎药服数	草药煎药服数	cfjyfs	N	N..3	
6.202	划价处方信息	处方诊断名称	处方诊断名称	cfzdmc	S1	AN..32	

续　表

编号	子模块名称	字段名称	定　　义	自定义标识符	数据类型	数据长度	值　　域
6.203	划价处方信息	处方用法	处方用法	cfypyf	S1	AN..2	
6.204	划价处方信息	医疗类别	医疗类别	medtype	S1	AN..4	
6.205	划价处方信息	并发症	并发症	ybbfz	S1	AN..32	
6.206	划价处方信息	审核人	审核人	shczyh6	S1	AN..6	
6.207	划价处方信息	毒麻药品患者身份证号	毒麻药品患者身份证号	brsfzh	S1	AN..20	
6.208	划价处方信息	未收费提示标志	未收费提示标志	wsftsbz	N	N..3	
6.209	划价处方信息	申请单 id	申请单 id	sqdid	N	N..10	
6.210	划价处方信息	制法代码	制法代码	zfdm	S1	AN..2	
6.211	划价处方信息	日用剂数	日用剂数	ryjs	N	N..5	
6.212	划价处方信息	是否慢性病	是否慢性病	ismxb	N	N..3	0,正常;1,慢性病
6.213	划价处方信息	是否老年病	是否老年病	islnb	N	N..3	0,正常;1,老年病
6.214	划价处方信息	草药处方嘱托	草药处方嘱托	cymemo	S1	AN..255	
6.215	划价处方信息	执行操作员代码	执行操作员代码	zxczyh	S1	AN..6	
6.216	划价处方信息	执行操作员名称	执行操作员名称	zxczyxm	S1	AN..12	
6.217	划价处方信息	执行时间	执行时间	zxsj	S1	AN..16	
6.218	划价处方信息	外送标志	外送标志	wsbz	N	N..3	
6.219	划价处方信息	处方分组序号	处方分组序号	cffzxh	N	N..12	

续 表

编号	子模块名称	字段名称	定 义	自定义标识符	数据类型	数据长度	值 域
6.220	划价处方信息	序号	序号	xh	N	N..12	
6.221	划价处方信息	审方标志	审方标志(特病)	shbz6	N	N..3	0,不需要审方;1,未审方;2,审方通过;3,审方不通过
6.222	划价处方信息	审方标志	审方标志(大通)	shbz8	N	N..3	0,不需要审方;1,未审方;2,审方通过;3,审方不通过
6.223	划价处方信息	草药自包标志	草药自包标志	zbbz	N	N..3	
6.224	划价处方信息	时间戳	时间戳	timetemp	S1	AN..18	
6.225	划价处方信息	配送类型	配送类型	pslx	N	N..3	
6.226	划价处方信息	审核医生	审核医生	shys	S1	AN..6	
6.227	划价处方信息	审核日期	审核日期	shrq	S1	AN..16	
6.228	划价处方信息	序号	序号	xh	N	N..12	
6.229	划价处方信息	操作员	操作员	czyh	S1	AN..6	
6.230	划价处方信息	录入日期	录入日期	lrrq	S1	AN..16	
6.231	划价处方信息	患者 id	患者 id	patid	N	N..12	
6.232	划价处方信息	姓名	姓名	hzxm	S1	AN..64	
6.233	划价处方信息	医生代码	医生代码	ysdm	S1	AN..6	
6.234	划价处方信息	科室代码	科室代码	ksdm	S1	AN..6	

续　表

编号	子模块名称	字段名称	定　　义	自定义标识符	数据类型	数据长度	值　　域
6.235	划价处方信息	药房代码	药房代码	yfdm	S1	AN..6	
6.236	划价处方信息	收费科室代码	收费科室代码	sfksdm	S1	AN..6	
6.237	划价处方信息	确认日期	确认日期	qrrq	S1	AN..16	
6.238	划价处方信息	处方帖数	处方帖数	cfts	N	N..5	
6.239	划价处方信息	记录状态	记录状态	jlzt	N	N..3	
6.240	划价处方信息	处方类型	处方类型	cflx	N	N..3	
6.241	划价处方信息	处方类型	是否为输液处方	sycfbz	N	N..3	0,普通处方;1,输液处方
6.242	划价处方信息	处方类型	是否为特殊处方(尿毒症)	tscfbz	N	N..3	0,普通处方;1,尿毒症处方
6.243	划价处方信息	挂号序号	挂号序号	ghxh	N	N..12	
6.244	划价处方信息	备注	备注	memo	S1	AN..24	
6.245	划价处方信息	审方标志(老师)	审方标志(老师)	shbz1	N	N..3	0,不需要审方;1,未审方;2,审方通过;3,审方不通过
6.246	划价处方信息	审方标志(门诊办公室)	审方标志(门诊办公室)	shbz2	N	N..3	0,不需要审方;1,未审方;2,审方通过;3,审方不通过
6.247	划价处方信息	审方标志(审方处)	审方标志(审方处)	shbz3	N	N..3	0,不需要审方;1,未审方;2,审方通过;3,审方不通过

续 表

编号	子模块名称	字段名称	定　义	自定义标识符	数据类型	数据长度	值　域
6.248	划价处方信息	冻结标志	冻结标志	djbz	N	N..3	0,未冻结;1,冻结
6.249	划价处方信息	冻结金额	冻结金额	djje	N	N..19,4	
6.250	划价处方信息	增加标志	增加标志	zjbz	N	N..3	0,普通;1,医技增加
6.251	划价处方信息	申请单序号	申请单序号	sqdxh	N	N..12	
6.252	划价处方信息	处方来源	处方来源	cfly	N	N..3	0,线下;1,线上
6.253	划价处方信息	序号	序号	xh	N	N..12	
6.254	划价处方信息	处方序号	处方序号	cfxh	N	N..12	
6.255	划价处方信息	药品代码	医院自定义产地代码	cd_idm	N	N..9	
6.256	划价处方信息	规格代码	医院自定义药品规格代码	gg_idm	N	N..9	
6.257	划价处方信息	大项代码	临床项目代码	dxmdm	S1	AN..6	
6.258	划价处方信息	药品代码	医院自定义药品代码	ypdm	S1	AN..12	
6.259	划价处方信息	药品单位	药品单位	ypdw	S1	AN..8	
6.260	划价处方信息	药品系数	药品系数	ypxs	N	N..12,4	
6.261	划价处方信息	药库系数	药库系数	ykxs	N	N..12,4	
6.262	划价处方信息	批发价	批发价	ypfj	N	N..19,4	
6.263	划价处方信息	零售价	零售价	ylsj	N	N..19,4	
6.264	划价处方信息	药品用法	药品用法	ypyf	S1	AN..2	

续 表

编号	子模块名称	字段名称	定　义	自定义标识符	数据类型	数据长度	值　域
6.265	划价处方信息	频次代码	频次代码	pcdm	S1	AN..2	
6.266	划价处方信息	剂量	剂量	ypjl	N	N..14,3	
6.267	划价处方信息	剂量单位	剂量单位	jldw	S1	AN..8	
6.268	划价处方信息	单位标志	单位标志	dwlb	N	N..3	0,剂量单位;1,门诊单位
6.269	划价处方信息	天数	天数	ts	N	N..5	
6.270	划价处方信息	数量	数量	ypsl	N	N..10,2	
6.271	划价处方信息	处方贴数	处方贴数	cfts	N	N..5	
6.272	划价处方信息	备注	备注	memo	S1	AN..24	
6.273	划价处方信息	审核标志	审核标志	shbz	N	N..3	
6.274	划价处方信息	组标志	组标志	zbz	N	N..3	0,开始;1,中间;2,结束;3,未分组
6.275	划价处方信息	麻醉代码	麻醉代码	mzdm	S1	AN..12	
6.276	划价处方信息	优惠单价	优惠单价	yhdj	N	N..19,4	
6.277	划价处方信息	临床项目代码	临床项目代码	lcxmdm	S1	AN..12	
6.278	划价处方信息	原始单价	原始单价	yylsj	N	N..19,4	
6.279	划价处方信息	超量标志	超量标志	clbz	N	N..3	0,正常;1,超量

续 表

编号	子模块名称	字段名称	定　义	自定义标识符	数据类型	数据长度	值　域
6.280	划价处方信息	药品名称	药品名称	ypmc	S1	AN..64	
6.281	划价处方信息	申请单上级项目	申请单上级项目	sqdsjxm	S1	AN..12	
6.282	划价处方信息	申请单项目备注	申请单项目备注	sqdxmbz	S1	AN..64	
6.283	划价处方信息	医保审批标志	医保审批标志	ybspbz	N	N..3	
6.284	划价处方信息	分组序号	分组序号	fzxh	N	N..12	
6.285	划价处方信息	皮试标志	皮试标志	psbz	N	N..3	
6.286	划价处方信息	图像状态	图像状态	ybjzbz	N	N..3	
6.287	划价处方信息	报告类型	报告类型	bgdh	S1	AN..64	
6.288	划价处方信息	报告单号	报告单号	bglx	S1	AN..255	
6.289	划价处方信息	报告状态	报告状态	bgzt	N	N..3	
6.290	划价处方信息	图像状态	图像状态	txzt	N	N..3	
6.291	划价处方信息	麻醉药品专用卡	麻醉药品专用卡	mzypzyk	S1	AN..32	
6.292	划价处方信息	儿科标志	儿科标志	ekbz	N	N..3	
6.293	划价处方信息	自动放弃标志	自动放弃标志	fqbz	N	N..3	0,正常;1,自动放弃
6.294	划价处方信息	申请单加急标志	申请单加急标志	sqdjjbz	N	N..3	
6.295	划价处方信息	设备 id	设备 id	sbid	N	N..9	
6.296	划价处方信息	临床设备 id	临床设备 id	lcsbid	S1	AN..255	
6.297	划价处方信息	退费标志	退费标志	tfbz	N	N..3	

续 表

编号	子模块名称	字段名称	定　　义	自定义标识符	数据类型	数据长度	值　　域
6.298	划价处方信息	序号	序号	xh	N	N..12	
6.299	划价处方信息	记录状态	记录状态	jlzt	N	N..3	0,有效;1,无效
6.300	划价处方信息	申请单 id	申请单 id	sqdgroupno	N	N..10	
6.301	划价处方信息	签名标志	签名标志	qmbz	N	N..3	
6.302	划价处方信息	时间戳	时间戳	timetemp	S1	AN..18	
6.303	划价处方信息	医技确认标志	医技确认标志	yjqrbz	N	N..3	
6.304	划价处方信息	预约有效日期	预约有效日期	yyyxrq	S1	AN..16	
6.305	划价处方信息	预约	预约	yywyxh	N	N..12	
6.306	划价处方信息	预约状态	预约状态	yyzt	N	N..3	
6.307	划价处方信息	条码	条码	tm	S1	AN..64	
6.308	划价处方信息	三级诊疗方案绑定序号	三级诊疗方案绑定序号	sjzlfabdxh	N	N..10	
6.309	划价处方信息	绑定临床项目代码	绑定临床项目代码	yjsfbdlcxmdm	S1	AN..12	
6.310	划价处方信息	GCP 编码	GCP 编码	gcpxmbh	S1	AN..255	
6.311	划价处方信息	GCP 收据码	GCP 收据码	gcpsjm	S1	AN..255	
6.312	划价处方信息	序号	序号	xh	N	N..12	
6.313	划价处方信息	处方序号	处方序号	cfxh	N	N..12	

续 表

编号	子模块名称	字段名称	定　义	自定义标识符	数据类型	数据长度	值　域
6.314	划价处方信息	产地代码	医院自定义产地代码	cd_idm	N	N..9	
6.315	划价处方信息	规格代码	医院自定义药品规格代码	gg_idm	N	N..9	
6.316	划价处方信息	大项目代码	临床项目代码	dxmdm	S1	AN..6	
6.317	划价处方信息	药品代码	药品代码	ypdm	S1	AN..12	
6.318	划价处方信息	药品单位	药品单位	ypdw	S1	AN..8	
6.319	划价处方信息	药品系数	药品系数	ypxs	N	N..12,4	
6.320	划价处方信息	药库系数	药库系数	ykxs	N	N..12,4	
6.321	划价处方信息	药品批发价	药品批发价	ypfj	N	N..19,4	
6.322	划价处方信息	零售价	零售价	ylsj	N	N..19,4	
6.323	划价处方信息	药品用法	药品用法	ypyf	S1	AN..2	
6.324	划价处方信息	频次代码	频次代码	pcdm	S1	AN..2	
6.325	划价处方信息	药品剂量	药品剂量	ypjl	N	N..14,3	
6.326	划价处方信息	计量单位	计量单位	jldw	S1	AN..8	
6.327	划价处方信息	单位标志	单位标志	dwlb	N	N..3	0,剂量单位;1,门诊单位
6.328	划价处方信息	天数	天数	ts	N	N..5	
6.329	划价处方信息	药品数量	药品数量	ypsl	N	N..10,2	

续 表

编号	子模块名称	字段名称	定　义	自定义标识符	数据类型	数据长度	值　域
6.330	划价处方信息	处方贴数	处方贴数	cfts	N	N..5	
6.331	划价处方信息	备注	备注	memo	S1	AN..24	
6.332	划价处方信息	临床项目代码	临床项目代码	lcxmdm	S1	AN..12	
6.333	划价处方信息	退费标志	退费标志	tfbz	N	N..3	
6.334	划价处方信息	审核标志	审核标志	shbz	N	N..3	
6.335	划价处方信息	皮试标志	皮试标志	psbz	N	N..3	
6.336	划价处方信息	医保审批标志	医保审批标志	ybspbz	N	N..3	
6.337	划价处方信息	优惠单价	优惠单价	yhdj	N	N..19,4	
6.338	划价处方信息	自备标志	自备药标志	zbybz	N	N..3	0,非自备;1,自备
6.339	划价处方信息	分组序号	分组序号	fzxh	N	N..12	
6.340	划价处方信息	药品名称	药品名称	ypmc	S1	AN..64	
6.341	划价处方信息	申请单项目标志	申请单项目标志	sqdxmbz	S1	AN..64	
6.342	患者结算信息	结算收据号	结算序号	sjh	S1	AN..18	
6.343	患者结算信息	患者标识	患者门诊院内就诊唯一码	patid	N	N..12	
6.344	患者结算信息	挂号收据号	挂号结算序号	ghsjh	S1	AN..18	
6.345	患者结算信息	挂号序号	挂号序号	ghxh	N	N..12	
6.346	患者结算信息	发票号	发票号	fph	N	N..19	

续 表

编号	子模块名称	字段名称	定　　义	自定义标识符	数据类型	数据长度	值　　域
6.347	患者结算信息	发票卷序号	发票卷序号	fpjxh	N	N..12	
6.348	患者结算信息	操作员	操作员	czyh	S1	AN..6	
6.349	患者结算信息	收费日期	收费日期	sfrq	S1	AN..16	
6.350	患者结算信息	收费科室代码	收费科室代码	sfksdm	S1	AN..6	
6.351	患者结算信息	科室代码	科室代码	ksdm	S1	AN..6	
6.352	患者结算信息	患者姓名	患者姓名	hzxm	S1	AN..64	
6.353	患者结算信息	病历号	病历号	blh	S1	AN..24	
6.354	患者结算信息	医保代码	医保代码	ybdm	S1	AN..4	
6.355	患者结算信息	凭证号	凭证号	pzh	S1	AN..32	
6.356	患者结算信息	身份证号	身份证号	sfzh	S1	AN..20	
6.357	患者结算信息	医疗项目	医疗项目	ylxm	S1	AN..2	
6.358	患者结算信息	诊断代码	诊断代码	zddm	S1	AN..20	
6.359	患者结算信息	当年账户余额	当年账户余额	dnzhye	N	N..19,4	
6.360	患者结算信息	当年账户余额	当年账户余额	lnzhye	N	N..19,4	
6.361	患者结算信息	单位代码	单位代码	dwbm	S1	AN..12	
6.362	患者结算信息	患者类型	患者类型	brlx	S1	AN..2	
6.363	患者结算信息	总金额	总金额	zje	N	N..19,4	
6.364	患者结算信息	自费药品金额	自费药品金额	zfyje	N	N..19,4	

续 表

编号	子模块名称	字段名称	定　义	自定义标识符	数据类型	数据长度	值　域
6.365	患者结算信息	优惠金额	优惠金额	yhje	N	N..19,4	
6.366	患者结算信息	定额金额	定额金额	deje	N	N..19,4	
6.367	患者结算信息	自付金额	自付金额	zfje	N	N..19,4	
6.368	患者结算信息	支票金额	支票金额	zpje	N	N..19,4	
6.369	患者结算信息	支票号	支票号	zph	S1	AN..255	
6.370	患者结算信息	现金金额	现金金额	xjje	N	N..19,4	
6.371	患者结算信息	舍入金额	舍入金额	srje	N	N..19,4	
6.372	患者结算信息	欠款标志	欠款标志	qkbz	N	N..3	0,未欠款;1,记账;2,欠款;3,扣充值卡;4,医院减免
6.373	患者结算信息	欠款金额	欠款金额	qkje	N	N..19,4	
6.374	患者结算信息	中心流水号	医保结算序号	zxlsh	S1	AN..36	
6.375	患者结算信息	计算流水号	计算流水号	jslsh	S1	AN..36	
6.376	患者结算信息	医保结算状态	结算状态	ybjszt	N	N..3	0,未结算;1,结算
6.377	患者结算信息	账户标志	账户标志	zhbz	S1	AN..20	
6.378	患者结算信息	退收据号	退费时记录的序号	tsjh	S1	AN..18	
6.379	患者结算信息	记录状态	记录状态	jlzt	N	N..3	0,正常;1,退费;2,红冲
6.380	患者结算信息	卡号	卡号	cardno	S1	AN..32	
6.381	患者结算信息	卡类别	卡类别	cardtype	S1	AN..2	

续 表

编号	子模块名称	字段名称	定　义	自定义标识符	数据类型	数据长度	值　域
6.382	患者结算信息	挂号收费标志	挂号收费标志	ghsfbz	N	N..3	0,挂号;1,收费;2,加床
6.383	患者结算信息	门急诊标志	门急诊标志	mjzbz	N	N..3	0,门诊;1,急诊;2,加床
6.384	患者结算信息	加床序号	加床序号	jcxh	N	N..12	
6.385	患者结算信息	备注	备注	memo	S1	AN..24	
6.386	患者结算信息	统筹累计金额	统筹累计金额	tcljje	N	N..19,4	
6.387	患者结算信息	住院统筹累计金额	住院统筹累计金额	zytcljje	N	N..19,4	
6.388	患者结算信息	欠款补收金额	欠款补收金额	qfbsje	N	N..19,4	
6.389	患者结算信息	分类自付金额	分类自付金额	flzfje	N	N..19,4	
6.390	患者结算信息	统计标志	统计标志	tjbz	N	N..3	
6.391	患者结算信息	确认标志	确认标志	qrbz	N	N..3	0,不需确认;1,未确认;2,已确认;3,自助挂号未确认
6.392	患者结算信息	确认操作员	确认操作员	qrczyh	S1	AN..6	
6.393	患者结算信息	确认时间	确认时间	qrrq	S1	AN..16	
6.394	患者结算信息	门诊统筹累计标志	门诊统筹累计标志	tcljbz	N	N..3	
6.395	患者结算信息	医保中心编号(外地医保)	医保中心编号(外地医保)	centerid	S1	AN..36	

续 表

编号	子模块名称	字段名称	定　　义	自定义标识符	数据类型	数据长度	值　　域
6.396	患者结算信息	特殊挂号优惠金额	特殊挂号优惠金额	tsghyhje	N	N..19,4	
6.397	患者结算信息	特殊诊疗优惠金额	特殊诊疗优惠金额	tszlyhje	N	N..19,4	
6.398	患者结算信息	药房流水号	药房流水号	yflsh	N	N..10	
6.399	患者结算信息	特殊优惠金额	特殊优惠金额	tsyhje	N	N..19,4	
6.400	患者结算信息	干保标志	干保标志	gbbz	N	N..3	
6.401	患者结算信息	干保金额	干保金额	gbje	N	N..19,4	
6.402	患者结算信息	干保特殊医疗费用标志	干保特殊医疗费用标志	gbtsbz	N	N..3	
6.403	患者结算信息	干保范围外金额	干保范围外金额	gbfwwje	N	N..19,4	
6.404	患者结算信息	绑定银行卡支付金额	绑定银行卡支付金额	bdyhkje	N	N..19,4	
6.405	患者结算信息	绑定银行卡流水号	绑定银行卡流水号	bdyhklsh	S1	AN..36	
6.406	患者结算信息	分发票标志	分发票标志	ffpbz	N	N..3	0,未分发票;1,自动分发票;2,手动分发票
6.407	患者结算信息	找零金额	找零金额	zlje	N	N..19,4	
6.408	患者结算信息	减免金额	减免金额	jmje	N	N..19,4	
6.409	患者结算信息	免费体检标志	免费体检标志	tjmfbz	N	N..3	

续　表

编号	子模块名称	字段名称	定　　义	自定义标识符	数据类型	数据长度	值　　域
6.410	患者结算信息	原总金额	原总金额	yzje	N	N..19,4	
6.411	患者结算信息	开户银行	开户银行	khyh	S1	AN..64	
6.412	患者结算信息	录入日期	录入日期	lrrq	S1	AN..16	
6.413	患者结算信息	确认日期	确认日期	gxrq	S1	AN..16	
6.414	患者结算信息	时间戳	时间戳	timetemp	S1	AN..18	
6.415	患者结算信息	发票打印日期	发票打印日期	fpdyrq	S1	AN..16	
6.416	患者结算信息	发票打印操作员	发票打印操作员	fpdyczyh	S1	AN..6	

7 检查信息

编号	子模块名称	字段名称	定　义	自定义标识符	数据类型	数据长度	值　域
7.1	医技预约信息	预约编号	预约记录的编号	Bookid	N	N..10	
7.2	医技预约信息	患者 ID	患者当次就医时所产生的患者 ID	Patientid	S1	AN..50	
7.3	医技预约信息	门诊/住院号	患者当次就医时所产生的门诊/住院号	Hospno	S1	AN..50	
7.4	医技预约信息	卡号	患者当次就医时所使用的卡号	Cardno	S1	AN..50	
7.5	医技预约信息	姓名	患者就医时录入的中文姓名	Patname	S1	AN..50	
7.6	医技预约信息	申请单编号	医生所开申请单产生的唯一号	Orgapplyno	S1	AN..50	
7.7	医技预约信息	开单时间	医生所开申请单的时间	Applytime	DT	DT15	
7.8	医技预约信息	申请科室代码	开单申请科室代码	Applydept	S1	AN..50	
7.9	医技预约信息	临床诊断	患者临床诊断	ClinicDesc	S1	AN..200	

续　表

编号	子模块名称	字段名称	定　　义	自定义标识符	数据类型	数据长度	值　　域
7.10	医技预约信息	特殊类型	判定为胸部肿瘤门诊复诊记录	SpecialType	S1	AN..2	
7.11	医技预约信息	身份证号码	患者就诊时所用的身份证号码	Idnum	S1	AN..30	
7.12	医技预约信息	创建日期	预约记录数据库中记录创建的日期	CreateDate	DT	DT15	
7.13	医技预约信息	唯一号	患者单次检查关联 HIS 的唯一号	Cureno	S1	AN..50	
7.14	医技预约信息	序列号	预约记录唯一标识码	Serialno	N	N..10	
7.15	医技预约信息	项目类型	预约项目种类	ItemType	S1	AN1	
7.16	医技预约信息	预约编号	预约记录的编号	Bookid	N	N..10	
7.17	医技预约信息	项目代码	患者预约项目的代码	Itemcode	S1	AN..50	
7.18	医技预约信息	项目名称	患者预约项目的名称	Itemname	S1	AN..100	
7.19	医技预约信息	申请单编号	医生所开申请单的唯一号	Hisapplyno	S1	AN..20	
7.20	医技预约信息	预约序号	预约当天检查的编号	Orderno	N	N..10	
7.21	医技预约信息	报告单号	检查报告单的唯一号	Applyno	N	N..10	
7.22	医技预约信息	报告代码	报告类别代码	Reportid	N	N..10	

续 表

编号	子模块名称	字段名称	定 义	自定义标识符	数据类型	数据长度	值 域
7.23	医技预约信息	排班代码	预约排班时间段DSID码	DSID	N	N..10	
7.24	医技预约信息	预约日期	预约检查当天的日期	Bookdate	DT	DT15	
7.25	医技预约信息	开始时间	预约检查当天的开始时间	Begtime	S1	AN..5	
7.26	医技预约信息	结束时间	预约检查当天的结束时间	Endtime	S1	AN..5	
7.27	医技预约信息	预约地点	预约所在地点(预约科室名称)	BookPlace	S1	AN..50	
7.28	医技预约信息	预约描述/排班	预约排班描述	Timedesc	S1	AN..50	
7.29	医技预约信息	状态	报告状态	Status	S1	AN..10	0,预约;1,登记;2,报告;3,报告完成;4,审核未通过;5,审核;6,发布
7.30	医技预约信息	条码号	预约单上条形码号码	Labelid	S1	AN..32	
7.31	医技预约信息	门诊、急诊标志	门诊、急诊标志	mjzbz	N	N..10	
7.32	医技预约信息	申请科室名称	开单申请科室的中文名称	ApplydeptName	S1	AN..100	
7.33	医技预约信息	开单时间	医生所开申请单的时间	Applytime	DT	DT15	
7.34	医技预约信息	申请医生代码	开单申请医生的代码	Applydoctor	S1	AN..20	
7.35	医技预约信息	申请医生姓名	开单申请医生的姓名	Applydoctorname	S1	AN..50	

编号	子模块名称	字段名称	定 义	自定义标识符	数据类型	数据长度	值 域
7.36	医技预约信息	关联主项目	是否为关联主项目	JoinID	N	N..10	0,是;1,否
7.37	医技预约信息	随访日期	根据医生开单时选择的随访日期,随访日期前后28天可预约胸部肿瘤复诊门诊	sfrq	DT	DT15	
7.38	医技预约信息	修改次数	修改次数记录,用于限制预约多次取消修改的记录	MDFCT	N	N..10	
7.39	医技图像信息	图像 ID	医技图像编码	ImageID	N	N..10	
7.40	医技图像信息	检查 ID	医技检查编码	StudyUID	N	N..10	
7.41	医技图像信息	序列 ID	图像序列编码	SeriesID	N	N..10	
7.42	医技图像信息	图像 UID	图像对应 UID	ImageUID	S1	AN..128	
7.43	医技图像信息	获取号	图像获取号	Acqno	N	N..10	
7.44	医技图像信息	图像号	图像号	Imageno	N	N..10	
7.45	医技图像信息	图像时间	图像时间	ImageTime	DT	DT15	
7.46	医技图像信息	图像格式	图像格式	ImageFormat	N	N..10	
7.47	医技图像信息	图像文件名称	图像文件名称	ImageFile	S1	AN..256	
7.48	医技图像信息	图像文件大小	图像文件大小	ImageFileSize	N	N..39,14	
7.49	医技图像信息	标题	图像标题	Caption	S1	AN..30	

续 表

编号	子模块名称	字段名称	定　义	自定义标识符	数据类型	数据长度	值　域
7.50	医技图像信息	采集时间	图像采集时间	TakeinTime	DT	DT15	
7.51	医技图像信息	是否入库成功标志	图像是否入库成功标志	DataStatus	N	N..10	
7.52	医技图像信息	图像作废标志	图像作废标志	CancelFlag	N	N..10	
7.53	医技图像信息	记录插入时间	图像记录插入时间	InsertTime	DT	DT15	
7.54	医技图像信息	图像类型	图像类型	ImageType	S1	AN..128	
7.55	医技图像信息	图像标注	图像标注	ImageComments	S1	AN..2048	
7.56	医技图像信息	获取时间	图像获取时间	AcquisitionTime	DT	DT15	
7.57	医技图像信息	内容日期时间	图像内容日期时间	ContentDateTime	DT	DT15	
7.58	医技图像信息	患者方向	患者方向	PatientOrientation	S1	AN..50	
7.59	医技图像信息	图像文件大小	图像文件大小	ImageFileSizeInByte	N	N..10	
7.60	医技图像信息	窗宽	窗宽	WinWidth	S1	AN..64	
7.61	医技图像信息	窗位	窗位	WinCenter	S1	AN..64	
7.62	医技图像信息	序列 ID	图像序列编码	SeriesID	N	N..10	
7.63	医技图像信息	检查 ID	图像检查编码	StudyID	N	N..10	
7.64	医技图像信息	序列 UID	图像序列 UID	SeriesUID	N	N..10	
7.65	医技图像信息	序列号	当前检查图像的记录号	Seriesno	N	N..10	

续 表

编号	子模块名称	字段名称	定　义	自定义标识符	数据类型	数据长度	值　域
7.66	医技图像信息	序列时间	每个图像序列产生的时间	SeriesTime	DT	DT15	
7.67	医技图像信息	序列描述	机器产生序列的描述	SeriesDesc	S1	AN..64	
7.68	医技图像信息	操作医生	检查操作的医生	OperatorDoctor	S1	AN..64	
7.69	医技图像信息	检查部位	患者所检查的部位	BodyPart	S1	AN..32	
7.70	医技图像信息	设备名称	检查设备的名称	StationName	S1	AN..16	
7.71	医技图像信息	图像数量	患者检查所产生的图像数量	ImageCount	N	N..10	
7.72	医技图像信息	图像路径	患者检查所产生的图像保存路径	ImagePath	S1	AN..256	
7.73	医技图像信息	采集时间	图像采集时间	TakeinTime	DT	DT15	
7.74	医技图像信息	备份状态	图像备份情况	BackupStatus	N	N..10	
7.75	医技图像信息	备份失败次数	图像备份失败次数	BackupFailCount	N	N..10	
7.76	医技图像信息	记录插入时间	图像记录插入数据库的时间	InsertTime	DT	DT15	
7.77	医技图像信息	协议名称	图像协议名称	ProtocolName	S1	AN..64	
7.78	医技图像信息	左右侧标志	图像左或右侧标志	Laterality	S1	AN..16	
7.79	医技图像信息	患者位置	患者位置	PatientPosition	S1	AN..16	
7.80	医技图像信息	视窗位置	视窗位置	ViewPosition	S1	AN..16	

续 表

编号	子模块名称	字段名称	定　义	自定义标识符	数据类型	数据长度	值　域
7.81	医技图像信息	制造商	机器制造商的名称	Manufacturer	S1	AN..64	
7.82	医技图像信息	制造商类型名称	制造商类型的名称	ManufacturerModelName	S1	AN..64	
7.83	医技图像信息	机构名称	机构名称	InstitutionName	S1	AN..64	
7.84	医技图像信息	机构部门名称	机构部门名称	InstitutionDepartmentName	S1	AN..64	
7.85	医技图像信息	机构地址	机构地址	InstitutionAddress	S1	AN..1024	
7.86	医技图像信息	设备序列号	设备序列号	DeviceSerialNumber	S1	AN..64	
7.87	医技图像信息	记录 ID	图像记录 ID	StudyID	N	N..10	
7.88	医技图像信息	检查编号	图像检查唯一编号	Studyno	S1	AN..64	
7.89	医技图像信息	检查 UID	检查图像的唯一 UID	StudyUID	S1	AN..128	
7.90	医技图像信息	检查时间	患者拍片检查的时间	StudyTime	DT	DT15	
7.91	医技图像信息	检查医生	患者拍片检查的医生	StudyDoctor	S1	AN..64	
7.92	医技图像信息	检查描述	患者检查描述	StudyDesc	S1	AN..64	
7.93	医技图像信息	申请单号	患者申请单号	Applyno	N	N..10	
7.94	医技图像信息	患者 ID	患者 ID	PatID	S1	AN..64	
7.95	医技图像信息	条码号/流水号	患者条码号/流水号	Accessionno	S1	AN..16	
7.96	医技图像信息	患者姓名	患者就诊时的姓名	PatName	S1	AN..64	
7.97	医技图像信息	患者中文名	患者中文名	Namche	S1	AN..64	
7.98	医技图像信息	性别	患者性别	Sex	S1	AN1	

续　表

编号	子模块名称	字段名称	定　义	自定义标识符	数据类型	数据长度	值　域
7.99	医技图像信息	生日	患者生日	Birthday	DT	DT15	
7.100	医技图像信息	年龄	患者年龄	Age	S1	AN..16	
7.101	医技图像信息	检查类型	患者检查类型	StudyType	N	N..10	
7.102	医技图像信息	数据状态	患者数据状态	DataStatus	N	N..10	
7.103	医技图像信息	记录插入时间	患者记录插入时间	InsertTime	DT	DT15	
7.104	医技图像信息	序列计数	患者图像序列的计数	SeriesCountInStudy	N	N..10	
7.105	医技图像信息	图像计数	患者图像张数的计数	ImageCountInStudy	N	N..10	
7.106	医技图像信息	医疗机构代码	《医疗机构执业许可证》中登记的，按照特定编码体系填写的代码	HospCode	S1	AN..50	
7.107	医技图像信息	医疗机构名称	患者医疗机构名称	HospName	S1	AN..50	
7.108	医技图像信息	部门代码	检查所在科室的部门代码	Deptno	S1	AN..12	
7.109	医技图像信息	部门名称	检查所在科室的部门名称	DeptName	S1	AN..50	
7.110	医技图像信息	序号	患者序号	Serialno	N	N..10	
7.111	医技图像信息	申请号	患者申请号	Applyno	N	N..10	
7.112	医技图像信息	HIS申请号	患者HIS申请号	HISApplyno	S1	AN..64	
7.113	医技图像信息	CIS申请单序号	患者CIS申请单序号	CISApplyno	S1	AN..64	

续 表

编号	子模块名称	字段名称	定　义	自定义标识符	数据类型	数据长度	值　域
7.114	医技图像信息	项目代码	检查项目的代码	ItemCode	S1	AN..64	
7.115	医技图像信息	项目名称	检查项目的名称	ItemName	S1	AN..256	
7.116	医技图像信息	价格	检查项目价格	Price	N	N..19,4	
7.117	医技图像信息	项目数量	检查项目数量合计	ItemQty	N	N..8,2	
7.118	医技图像信息	接受时间	项目接收所产生的时间	ReceiveTime	DT	DT15	
7.119	医技图像信息	操作员代码	患者操作员代码	OperatorCode	S1	AN..12	
7.120	医技图像信息	操作员	患者操作员	OperatorName	S1	AN..20	
7.121	医技图像信息	状态	状态	Status	S1	AN1	0,未确认;1,已确认
7.122	医技图像信息	分组编号	患者分组编号	Groupno	S1	AN..64	
7.123	医技图像信息	医嘱序号	患者医嘱序号	Logno	S1	AN..64	
7.124	医技图像信息	申请医生代码	开单申请医生的代码	ApplyDocCode	S1	AN..20	
7.125	医技图像信息	申请科室	当前项目开单申请科室	ApplyDept	S1	AN..20	
7.126	医技图像信息	执行科室	当前项目执行所在的科室	ExecDept	S1	AN..20	
7.127	医技图像信息	申请时间	医生所开申请单的时间	ApplyTime	DT	DT15	
7.128	医技图像信息	项目单位	患者项目单位	ItemUnit	S1	AN..20	
7.129	医技图像信息	费用类别	患者费用类别	AddType	S1	AN1	
7.130	医技图像信息	项目种类	患者项目种类	ItemType	S1	AN1	

续 表

编号	子模块名称	字段名称	定　　义	自定义标识符	数据类型	数据长度	值　　域
7.131	医技图像信息	唯一号	患者唯一号	Serialno	N	N..18	
7.132	医技图像信息	部位	患者部位	Sample	S1	AN..100	
7.133	医技图像信息	次部位	患者次部位	SecSample	S1	AN..100	
7.134	医技图像信息	申请号	患者申请号	Applyno	N	N..10	
7.135	医技图像信息	医技号	患者医技号	Techno	S1	AN..20	
7.136	医技图像信息	执行日期	检查执行的日期	ExecTime	DT	DT15	
7.137	医技图像信息	条码号	患者检查号，与图像关联	LabelID	S1	AN..32	
7.138	医技图像信息	医技患者内码	医技患者内码	TechPatID	N	N..10	
7.139	医技图像信息	序号	报告唯一序列号	Serialno	N	N..39	
7.140	医技图像信息	申请号	当前记录生成的报告单号	Applyno	N	N..10	
7.141	医技图像信息	项目代码	检查项目的代码	ItemCode	S1	AN..10	
7.142	医技图像信息	项目名称	检查项目的名称	ItemName	S1	AN..40	
7.143	医技图像信息	项目结果	检查项目的结果	ItemResult	S1	AN..7000	
7.144	医技图像信息	序号	患者序号	Serialno	N	N..10	
7.145	医技图像信息	机构代码	《医疗机构执业许可证》中登记的，按照特定编码体系填写的代码	HospitalCode	S1	AN..50	

续 表

编号	子模块名称	字段名称	定　义	自定义标识符	数据类型	数据长度	值　域
7.146	医技图像信息	子系统代码	患者子系统代码	SubSysCode	S1	AN..20	
7.147	医技图像信息	报告单号	患者报告单号	Applyno	N	N..10	
7.148	医技图像信息	报告类别代码	患者报告类别代码	ReportID	N	N..10	
7.149	医技图像信息	报告类别	检查类别代码	InstCode	S1	AN..20	
7.150	医技图像信息	患者类别	患者类别	WardOrReg	S1	AN..12	
7.151	医技图像信息	患者类别名称	患者类别名称	WardOrRegName	S1	AN..30	
7.152	医技图像信息	急查标志	患者急诊检查标志	JCBZ	N	N..10	
7.153	医技图像信息	检查项目	检查项目的名称	JCXM	S1	AN..200	
7.154	医技图像信息	检查部位	检查部位的名称	BW	S1	AN..200	
7.155	医技图像信息	首次检查仪器	首次用的检查仪器	FirstExecutor	S1	AN..20	
7.156	医技图像信息	末次检查候诊时间	患者末次检查候诊时间	WaitingTime	DT	DT15	
7.157	医技图像信息	末次检查开始时间	患者末次检查开始时间	StartingTime	DT	DT15	
7.158	医技图像信息	末次检查完成时间	患者末次检查完成时间	AccomplishedTime	DT	DT15	
7.159	医技图像信息	末次检查医生	患者末次检查医生	ExecutorUser	S1	AN..20	
7.160	医技图像信息	末次检查房间	患者末次检查房间	ExecutorRoom	S1	AN..50	

8 检验信息

编号	子模块名称	字段名称	定义	自定义标识符	数据类型	数据长度	值域
8.1	医技检验医嘱下载信息	流水号	当前记录生成的流水号	Serialno	N	N..18	
8.2	医技检验医嘱下载信息	医嘱申请号	所开医嘱项目的医嘱申请号	Applyno	N	N..10	
8.3	医技检验医嘱下载信息	医嘱申请号	所开医嘱项目的医嘱申请号	HisApplyno	S1	AN..20	
8.4	医技检验医嘱下载信息	医嘱项目代号	所开医嘱项目的代码	HisOrderCode	S1	AN..20	
8.5	医技检验医嘱下载信息	医嘱项目名称	所开医嘱项目的名称	HisOrderName	S1	AN..100	
8.6	医技检验医嘱下载信息	价格	价格	Price	N	N..16,4	
8.7	医技检验医嘱下载信息	状态	状态	Status	S1	AN1	0,未确认;1,已确认;2,已拒绝
8.8	医技检验医嘱下载信息	接收时间	患者接收时间	AcceptTime	DT	DT15	

续 表

编号	子模块名称	字段名称	定　义	自定义标识符	数据类型	数据长度	值　域
8.9	医技检验医嘱下载信息	操作员	绑定操作员的代码	OperatorCode	S1	AN..12	
8.10	医技检验医嘱下载信息	操作员名字	绑定操作员名称	OperatorName	S1	AN..20	
8.11	医技检验医嘱下载信息	盘号	患者盘号	Plate	S1	AN..20	
8.12	医技检验医嘱下载信息	杯号	患者杯号	Cup	S1	AN..10	
8.13	医技检验医嘱下载信息	执行标志	是否执行	ExecuteFlag	S1	AN1	
8.14	医技检验医嘱下载信息	条形码	患者条形码	Txm	S1	AN..20	
8.15	医技检验医嘱下载信息	门诊、急诊标志	患者门诊、急诊标志	Mjzbz	N	N..10	
8.16	医技检验医嘱下载信息	数量	患者数量	Xmsl	N	N..10,2	
8.17	医技检验医嘱下载信息	患者类型	患者类型	brlx	S1	AN..2	0,门诊;1,住院;2,体检
8.18	医技检验医嘱下载信息	开方科室代码	申请科室代码	ApplyDept	S1	AN..12	
8.19	医技检验医嘱下载信息	开方医生代码	申请医生的代码	DoctorCode	S1	AN..12	

续 表

编号	子模块名称	字段名称	定　义	自定义标识符	数据类型	数据长度	值　域
8.20	医技检验医嘱下载信息	HisXxh 明细序号	从 HIS 获取的项目明细唯一号	HisXxh	S1	AN..40	
8.21	医技检验医嘱下载信息	执行科室代码	执行该项目的科室代码	ExeDept	S1	AN..20	
8.22	医技检验医嘱下载信息	入库类型	患者入库类型	InputType	S1	AN1	
8.23	医技检验医嘱下载信息	嘱托	患者嘱托	entrust	S1	AN..1000	
8.24	医技检验医嘱下载信息	组序号	患者组序号	Groupno	S1	AN..20	
8.25	医技检验医嘱下载信息	申请时间	医生所开申请单的时间	ApplyTime	DT	DT15	
8.26	医技检验医嘱下载信息	项目数量单位	患者项目数量单位	ItemUnit	S1	AN..20	
8.27	医技检验医嘱下载信息	上传、下载类型	上传、下载类型	AddType	S1	AN1	0,检验科手动上传的项目;1,医嘱下载
8.28	医技检验医嘱下载信息	项目类别	项目类别	ItemType	S1	AN1	
8.29	医技检验医嘱下载信息	收费标志	项目是否收费	ChargeFlag	S1	AN1	0,未收费;1,已收费

续　表

编号	子模块名称	字段名称	定　　义	自定义标识符	数据类型	数据长度	值　　域
8.30	医技检验项目信息	项目代码	患者所做检验项目的代码	ItemCode	S1	AN..20	
8.31	医技检验项目信息	标准编号	患者所做检验项目的标准编码	ItemNum	S1	AN..30	
8.32	医技检验项目信息	项目名称	患者所做检验项目的名称	ItemName	S1	AN..40	
8.33	医技检验项目信息	检验分类	患者检验分类	ExamCode	N	N..10	
8.34	医技检验项目信息	结果类型	患者所做检验项目的结果类型	ResultType	S1	AN1	0,数字;1,字符;2,阴阳;3,其他
8.35	医技检验项目信息	变化率	患者变化率	LifeLimit	N	N..5,2	
8.36	医技检验项目信息	缺省值	项目结果默认的值	DefValue	S1	AN..20	
8.37	医技检验项目信息	重要项目标志	患者重要项目标志	Important	S1	AN1	
8.38	医技检验项目信息	计算项目标志	是否为计算项目	CalcuFlag	S1	AN1	
8.39	医技检验项目信息	关联标志	患者关联标志	RelateFlag	S1	AN1	
8.40	医技检验项目信息	特殊参考值标志	是否有特殊的参考值	ReferFlag	S1	AN1	0,否;1,是
8.41	医技检验项目信息	条件审核标志	患者条件审核标志	VerifyFlag	S1	AN1	
8.42	医技检验项目信息	转义标志	是否为转义项目	ChangeMeanFlag	S1	AN1	0,否;1,是
8.43	医技检验项目信息	备注	项目备注的内容	Comment	S1	AN..250	
8.44	医技检验项目信息	显示状态标志	患者显示状态标志	DisplayFlag	S1	AN1	

续 表

编号	子模块名称	字段名称	定　义	自定义标识符	数据类型	数据长度	值　域
8.45	医技检验项目信息	项目金额	项目的金额	ItemPrice	N	N..10,2	
8.46	医技检验项目信息	允许等于零	项目值是否允许等于0	CanZero	S1	AN1	
8.47	医技检验项目信息	允许小于零	项目值是否允许小于0	CanLessZero	S1	AN1	
8.48	医技检验项目信息	项目是否发短信标志	项目是否发短信标志	MobileFlag	S1	AN1	
8.49	医技检验项目信息	项目说明	检验项目的说明	iteminfo	S1	AN..500	
8.50	医技检验项目信息	临床意义	临床意义	meanofclinic	S1	AN..500	
8.51	医技检验项目信息	复做变化率	复做变化率	RedoLimit	N	N..5,2	
8.52	医技检验项目信息	变化率时限	变化率时限	LifeLimitTime	N	N..10	
8.53	医技检验项目信息	科研项目标志	科研项目标志	KYBZ	S1	AN1	
8.54	医技检验项目信息	EQA 项目标志	EQA 项目标志	EQABZ	S1	AN1	
8.55	医技检验项目信息	室间对比项目标志	室间对比项目标志	SJDBBZ	S1	AN1	
8.56	医技检验主记录信息	申请序号	当前记录生成的报告单号	Applyno	N	N..10	
8.57	医技检验主记录信息	检验日期	当前检验报告的生成日期	ExecTime	DT	DT15	

续 表

编号	子模块名称	字段名称	定 义	自定义标识符	数据类型	数据长度	值 域
8.58	医技检验主记录信息	仪器 ID	检验项目检测仪器 ID	InstID	N	N..10	
8.59	医技检验主记录信息	样本类型	患者样本类型	SampleType	S1	AN..2	
8.60	医技检验主记录信息	样本号	仪器上样本的编号	Techno	N	N..10	
8.61	医技检验主记录信息	治疗号	患者治疗号	Cureno	S1	AN..20	
8.62	医技检验主记录信息	磁卡号	患者当次就医时所产生的就诊卡号	Cardno	S1	AN..50	
8.63	医技检验主记录信息	门诊住院号	患者门诊住院号	Hospno	S1	AN..40	
8.64	医技检验主记录信息	姓名	患者就医时录入的姓名	PatName	S1	AN..50	
8.65	医技检验主记录信息	性别	患者性别	Sex	S1	AN1	
8.66	医技检验主记录信息	生日	患者生日	Birthday	DT	DT15	
8.67	医技检验主记录信息	年龄	患者年龄	Age	N	N..10	
8.68	医技检验主记录信息	年龄单位	患者年龄单位	AgeUnit	S1	AN..6	
8.69	医技检验主记录信息	费别代码	患者费别代码	ChargeType	S1	AN..12	
8.70	医技检验主记录信息	患者类别	患者类型	WardOrReg	S1	AN..20	0,门诊;1,住院
8.71	医技检验主记录信息	病区代码	患者所在病区的代码	Ward	S1	AN..12	
8.72	医技检验主记录信息	床号	患者所在病区的床位号	Bedno	S1	AN..12	

续 表

编号	子模块名称	字段名称	定　义	自定义标识符	数据类型	数据长度	值　域
8.73	医技检验主记录信息	申请科室	开单申请科室的代码	ApplyDept	S1	AN..12	
8.74	医技检验主记录信息	申请科室名	开单申请科室的中文名称	ApplyDeptName	S1	AN..30	
8.75	医技检验主记录信息	申请时间	医生所开申请单的时间	ApplyTime	DT	DT15	
8.76	医技检验主记录信息	申请要求	患者申请要求	ApplyRequset	S1	AN..255	
8.77	医技检验主记录信息	临床诊断	患者临床诊断	ClinicDesc	S1	AN..200	
8.78	医技检验主记录信息	标本种类	标本的种类	Sample	S1	AN..12	
8.79	医技检验主记录信息	采样时间	标本采样的日期	SampleTime	DT	DT15	
8.80	医技检验主记录信息	收到日期	检验科收到标本的日期	ReceiveTime	DT	DT15	
8.81	医技检验主记录信息	执行科室	执行当前项目的科室	ExecDept	S1	AN..12	
8.82	医技检验主记录信息	审核日期	当前报告审核的日期	ReportTime	DT	DT15	
8.83	医技检验主记录信息	原始单号	患者原始单号	OrgApplyno	S1	AN..20	
8.84	医技检验主记录信息	患者特征代号	患者特征代号	PatPropno	S1	AN..12	
8.85	医技检验主记录信息	申请医生工号	开检验申请单的医生的工号	ToDocCode	S1	AN..12	
8.86	医技检验主记录信息	申请医生姓名	开检验申请单的医生的姓名	ToDocName	S1	AN..20	

续 表

编号	子模块名称	字段名称	定　义	自定义标识符	数据类型	数据长度	值　域
8.87	医技检验主记录信息	登记人工号	标本登记人的工号	RegisterCode	S1	AN..12	
8.88	医技检验主记录信息	登记人姓名	标本登记人的姓名	RegisterName	S1	AN..20	
8.89	医技检验主记录信息	检验医生工号	开具当前检验报告医生的工号	ExecDocCode	S1	AN..12	
8.90	医技检验主记录信息	检验医生姓名	开具当前检验报告医生的姓名	ExecDocName	S1	AN..20	
8.91	医技检验主记录信息	审核者工号	患者审核者工号	VerifierCode	S1	AN..12	
8.92	医技检验主记录信息	审核者姓名	患者审核者姓名	VerifierName	S1	AN..20	
8.93	医技检验主记录信息	标本描述	患者标本描述	SampleDesc	S1	AN..50	
8.94	医技检验主记录信息	结果状态	结果状态	Status	S1	AN1	0,无结果;1,有结果未审核;2,审核不通过;3,审核通过;4,报告已发布
8.95	医技检验主记录信息	打印状态	打印状态	PrintStatus	S1	AN1	0,未打印;1,已打印
8.96	医技检验主记录信息	检验印象	患者检验印象	ExamResult	S1	AN..200	
8.97	医技检验主记录信息	审核未过原因	报告审核没有通过的原因	NoPassReason	S1	AN..100	
8.98	医技检验主记录信息	备注	展示在报告单上的备注	Comment	S1	AN..1000	
8.99	医技检验主记录信息	收费状态	收费状态	ChargeStatus	S1	AN1	0,未收费;1,已收费

续 表

编号	子模块名称	字段名称	定　义	自定义标识符	数据类型	数据长度	值　域
8.100	医技检验主记录信息	复做次数	检验项目重新检测的次数	Redo	N	N..10	
8.101	医技检验主记录信息	手机号	患者就诊时所用的手机号码	M_Phone	S1	AN..16	
8.102	医技检验主记录信息	手机短信发送标记	患者手机短信发送标记	MobileStatus	N	N..5	
8.103	医技检验主记录信息	发布时间	报告发布的日期	PubDateTime	DT	DT15	
8.104	医技检验主记录信息	住院门诊号	患者当次就医时所产生的门诊号	HospID	S1	AN..20	
8.105	医技检验主记录信息	发布者代号	报告发布人的工号	PubCode	S1	AN..12	
8.106	医技检验主记录信息	发布者姓名	报告发布人的姓名	PubName	S1	AN..12	
8.107	医技检验主记录信息	标本资源准入标志	患者标本资源准入标志	ResFlag	S1	AN1	
8.108	医技检验主记录信息	患者唯一号	患者的唯一号	PatientID	S1	AN..30	
8.109	医技检验主记录信息	指纹审核	患者指纹审核	UserFingerMark	S1	AN..20	
8.110	医技检验主记录信息	发票号	患者发票号	Invoice	S1	AN..30	
8.111	医技检验主记录信息	登记时间	当前样本登记的时间	RegisterTime	DT	DT15	
8.112	医技检验主记录信息	初审时间	报告初审时间	FirstVerifierTime	DT	DT15	
8.113	医技检验主记录信息	初审核人代码	报告初审核人代码	FirstVerifierCode	S1	AN..20	

续 表

编号	子模块名称	字段名称	定　义	自定义标识符	数据类型	数据长度	值　域
8.114	医技检验主记录信息	初审核人名称	报告初审核人名称	FirstVerifierName	S1	AN..20	
8.115	医技检验主记录信息	初审标志	报告初审标志	FirstVerifierFlag	S1	AN1	
8.116	医技检验主记录信息	延时标志	报告延时标志	DelayRptFlag	S1	AN1	
8.117	医技检验主记录信息	延时时间	报告延时时间	DelayRptTime	DT	DT15	
8.118	医技检验主记录信息	延时操作员	报告延时操作员	DelayRptDoc	S1	AN..40	
8.119	医技检验主记录信息	身份证号	患者就诊时所用的身份证号码	IDNum	S1	AN..20	
8.120	医技检验主记录信息	报告延迟至指定时间	报告延迟至指定时间	TheDelayTime	DT	DT15	
8.121	医技检验主记录信息	民族	患者民族	Nation	S1	AN..20	
8.122	医技检验主记录信息	报告延迟原因	报告延迟原因	DelayRptMemo	S1	AN..250	
8.123	医技检验主记录信息	地址	患者就诊时所登记的地址	Address	S1	AN..100	
8.124	医技检验预约主记录信息	流水号	当前记录生成的流水号	Orderno	N	N..10	
8.125	医技检验预约主记录信息	预约号	检验系统生成的预约号	Applyno	N	N..10	
8.126	医技检验预约主记录信息	预约时间	患者预约时间	OrderDate	DT	DT15	
8.127	医技检验预约主记录信息	患者内码	患者一次治疗的唯一号	PatId	S1	AN..16	

续 表

编号	子模块名称	字段名称	定　义	自定义标识符	数据类型	数据长度	值　域
8.128	医技检验预约主记录信息	病员号	患者就诊时的病员号	Hospno	S1	AN..40	
8.129	医技检验预约主记录信息	患者姓名	患者就诊时的姓名	Name	S1	AN..20	
8.130	医技检验预约主记录信息	收费类型	患者收费类型	ChargeType	S1	AN..12	
8.131	医技检验预约主记录信息	性别	患者就诊时所登记的性别	Sex	S1	AN..4	
8.132	医技检验预约主记录信息	年龄	患者就诊时的年龄	Age	N	N..10	
8.133	医技检验预约主记录信息	年龄单位	患者年龄单位	AgeUnit	S1	AN..10	
8.134	医技检验预约主记录信息	患者一次治疗的唯一号	患者一次治疗的唯一号	Cureno	S1	AN..20	
8.135	医技检验预约主记录信息	磁卡号	患者就诊时所用的磁卡号	Cardno	S1	AN..50	
8.136	医技检验预约主记录信息	标本	标本的类型	Sample	S1	AN..20	
8.137	医技检验预约主记录信息	门诊、住院标识符	门诊、住院标识符	WardOrReg	S1	AN..20	0,门诊;1,住院
8.138	医技检验预约主记录信息	床号	患者所在病区床号	Bedno	S1	AN..8	

续 表

编号	子模块名称	字段名称	定　义	自定义标识符	数据类型	数据长度	值　域
8.139	医技检验预约主记录信息	仪器 ID	检验项目检测仪器 ID	InstID	N	N..10	
8.140	医技检验预约主记录信息	标本描述	当前检验标本描述	SampleDesc	S1	AN..20	
8.141	医技检验预约主记录信息	样本号	绑定条形码后条码上的号码	SampleID	S1	AN..10	
8.142	医技检验预约主记录信息	原始申请号	患者原始申请号	OrgApplyno	S1	AN..20	
8.143	医技检验预约主记录信息	状态	状态	Status	S1	AN1	0,无结果;1,有结果未审核;2,审核不通过;3,审核通过;4,报告已发布
8.144	医技检验预约主记录信息	病区代码	患者所在病区的代码	Ward	S1	AN..12	
8.145	医技检验预约主记录信息	申请科室	开单申请科室的代码	ApplyDept	S1	AN..12	
8.146	医技检验预约主记录信息	送检医生	开单申请科室的送检医生代码	ToDocCode	S1	AN..12	
8.147	医技检验预约主记录信息	检验分类代码	患者检验分类代码	ExamCode	N	N..10	
8.148	医技检验预约主记录信息	检验分类名称	患者检验分类名称	ExamName	S1	AN..20	

续 表

编号	子模块名称	字段名称	定　义	自定义标识符	数据类型	数据长度	值　域
8.149	医技检验预约主记录信息	样本号前缀	患者样本号前缀	SampleType	S1	AN..2	
8.150	医技检验预约主记录信息	申请科室名称	开单申请科室的中文名称	ApplyDeptName	S1	AN..40	
8.151	医技检验预约主记录信息	送检医生名称	开单申请科室送检医生的中文名称	ToDocCodeName	S1	AN..40	
8.152	医技检验预约主记录信息	病区名称	患者所在病区的名称	WardName	S1	AN..40	
8.153	医技检验预约主记录信息	患者类型	患者类型	brlx	S1	AN..2	0,门诊;1,住院
8.154	医技检验预约主记录信息	当前科室名称	当前科室的名称	Dept	S1	AN..20	
8.155	医技检验预约主记录信息	临床诊断	患者临床诊断	ClinicDesc	S1	AN..200	
8.156	医技检验预约主记录信息	手机号码	患者就诊时所用的手机号码	M_Phone	S1	AN..16	
8.157	医技检验预约主记录信息	退回原因	患者退回原因	failMemo	S1	AN..250	
8.158	医技检验预约主记录信息	备注说明	患者备注说明	Comment	S1	AN..255	

续　表

编号	子模块名称	字段名称	定　　义	自定义标识符	数据类型	数据长度	值　　域
8.159	医技检验预约主记录信息	医院 ID	《医疗机构执业许可证》中登记的，按照特定编码体系填写的代码	HospID	S1	AN..20	
8.160	医技检验预约主记录信息	打印状态	回执单打印标志	PrintStatus	S1	AN1	
8.161	医技检验预约主记录信息	计算机名称	计算机名称	ComputerName	S1	AN..30	
8.162	医技检验预约主记录信息	打印批号	打印批号	batchno	S1	AN..20	
8.163	医技检验预约主记录信息	撤销拒签收标志	撤销拒签收标志	FailFlag	S1	AN..20	
8.164	医技检验预约主记录信息	条形码	绑定条形码后条码上的号码	Txm	S1	AN..20	
8.165	医技检验预约主记录信息	身份证号	患者就诊时所用的身份证号码	IDNum	S1	AN..20	

参 考 文 献

[1] 卫生部卫生信息标准专业委员会. 卫生信息数据元目录 WS 363.1－17－2011[S]. 北京：中国标准出版社，2011.

[2] 卫生部卫生信息标准专业委员会. 卫生信息数据元值域代码 WS 364.1－17－2011[S]. 北京：中国标准出版社，2011.

[3] 卫生部卫生信息标准专业委员会. 卫生信息基本数据集编制规范 WS 370－2012[S]. 北京：中国标准出版社，2012.

[4] 中华人民共和国国家卫生和计划生育委员会. 电子病历基本数据集 WS 445.1－17－2014[S]. 北京：中国标准出版社，2014.

[5] 国家卫生标准委员会信息标准专业委员会. 基于电子病历的医院信息平台技术规范 WS/T 447－2014[S]. 北京：中国标准出版社，2014.

[6] 陈烨，袁骏毅，沈颖洁，等. 复诊患者一体化管理平台构建与应用[J]. 中国卫生质量管理，2022，29(8)：77－79、87.

[7] 袁骏毅，彭红，宓林晖. 基于 EMPI 的"复诊一日通"系统的建设与应用[J]. 中国医疗设备，2022，37(7)：134－138.

[8] 袁骏毅，彭红. 数字化转型背景下医院"复诊一日通"平台的设计与实现[J]. 微型电脑应用，2022，38(9)：1－4.

[9] 袁骏毅，沈颖洁，潘常青. 医院互联网健康咨询系统应用研究[J]. 医学信息学杂志，2022，43(1)：73－77.

[10] 陈烨，沈颖洁，俞惠丽，等. 基于 TQM 理念的三甲专科医院门诊服务优化实践[J]. 现代医院，2021，21(12)：1849－1852、1856.

[11] Deo S V S, Bansal B, Kumar S. How to develop and implement computerized comprehensive clinical database in oncology—the way forward[J]. Indian Journal of Surgical Oncology, 2023, 14(1): 1－5.

[12] Rohmadi R, Iskandar D. Application of Emergency Unit Information Systems to support hospital management systems[J]. International Journal of Computer and Information System, 2023, 4(1): 26－31.

[13] Hassan R J, Sallow A B. Design a framework of a web－based thalassemia management system: Akre-Gulan hospital as a case study [J]. Qalaai Zanist Journal, 2022, 7(2): 1075－1093.

www.ingramcontent.com/pod-product-compliance
Lightning Source LLC
Chambersburg PA
CBHW041757220926
51847CB00014B/232
* 9 7 8 7 5 4 7 8 6 3 1 5 2 *